C.H.BECK WISSEN

in der Beck'schen Reihe

Mindestens zweieinhalb Millionen Menschen sind in Deutschland alkoholabhängig, über 42000 sterben jährlich an den schädlichen Folgen des Alkohols. Die Entstehung der Abhängigkeit ist komplex: Die Bedingungen reichen von genetischen Faktoren über psychologische und biographische Einflüsse bis hin zu sozialen Gegebenheiten. Das Buch informiert über die körperlichen und psychischen Aspekte der Alkoholsucht und gibt konkrete Hinweise, wie man Alkoholismus erkennt, behandelt und ihm vorbeugt.

Prof. Dr. med. *Wilhelm Feuerlein* war bis zu seiner Emeritierung Leiter der Psychiatrischen Poliklinik des Max-Planck-Instituts für Psychiatrie München. Zahlreiche Veröffentlichungen über Suchtkrankheiten, darunter (zusammen mit H. Küfner und M. Soyka) das medizinische Lehrbuch „Alkoholismus" (5. Auflage).

Wilhelm Feuerlein

ALKOHOLISMUS

Warnsignale – Vorbeugung – Therapie

Verlag C.H.Beck

Mit 3 Abbildungen und 6 Tabellen

1. Auflage 1996
2., durchgesehene Auflage 1997
3., neubearbeitete Auflage 1999

Die Deutsche Bibliothek – CIP-Einheitsaufnahme

Ein Titeldatensatz für diese Publikation
ist bei Der Deutschen Bibliothek erhältlich

4., neubearbeitete Auflage. 2002

Originalausgabe

Gesamtherstellung: Druckerei C. H. Beck, Nördlingen
Umschlagentwurf: Uwe Göbel, München
Printed in Germany
ISBN 3 406 45533 6

www.beck.de

Inhalt

Vorbemerkung

Dieses Buch möchte mit seinen Informationen und Ausführungen vor allem auf folgende Zusammenhänge hinweisen:

1. Alkoholismus ist weltweit verbreitet, allerdings in unterschiedlichem Ausmaß. Er ist derzeit in vielen Ländern das Suchtproblem Nummer 1.
2. Alkoholismus ist nicht auf eine bestimmte Gruppe der Bevölkerung beschränkt, sondern ein Problem für jede soziale Schicht und jede Altersgruppe, von der Kindheit abgesehen; doch können auch ungeborene Kinder über ihre Mütter indirekt durch Alkohol erheblich und oft unheilbar geschädigt werden.
3. Alkohol ist in Mitteleuropa nahezu unbeschränkt erhältlich. Dies schützt zwar vor einem schwarzen Markt, verhindert aber nicht die mit dem Alkohol verbundenen gesundheitlichen und psychosozialen Probleme.
4. Alkoholismus ist nicht ein Kind unserer Zeit, sondern hat eine jahrtausendealte Geschichte.

Das Buch wendet sich an Personen ohne spezielle Vorkenntnisse („interessierte Laien"), die sich sachlich und relativ ausführlich über Alkohol und Alkoholismus informieren möchten und gegebenenfalls dieses Wissen beruflich einsetzen wollen (z.B. Journalisten, Lehrer, Richter, Rechtsanwälte).

Last but not least wünsche ich mir, daß dieses Buch in die Hände derer gelangt, die selbst oder in ihrer Umgebung mit Alkoholproblemen konfrontiert sind. Ihnen möchte ich es widmen.

I. Zur Geschichte des Alkohols

Das ursprünglich aus dem Arabischen stammende Wort *alkool* geht auf Paracelsus zurück, der es erstmals 1520 im Sinne von „feines Pulver“ gebrauchte. 1616 taucht dann das deutsche Wort *Alcool* in der Bedeutung von Branntwein auf.

Alkohol, worunter im folgenden immer Äthylalkohol (Ethanol) verstanden wird, ist für den Menschen nach Wasser und Erdöl zur drittwichtigsten Flüssigkeit geworden. Ähnlich wie dieses ist Alkohol chemisch sehr einfach aufgebaut und verteilt sich leicht im Organismus. Er weist eine Reihe von Eigenschaften und Funktionen auf, die sich sonst kaum bei einer einzigen Substanz vereint finden. Alkohol ist

1. ein Nahrungsmittel mit hohem Energiegehalt
2. ein Genußmittel, das Getränken Wohlgeschmack verleiht und
3. eine psychoaktive Substanz, die zu Bewußtseinsveränderungen führen kann. Deswegen dient sie:
   - als Rauschmittel
   - als Mittel für sakrale Zwecke
   - als Mittel zur Förderung sozialer Kontakte.

   Als psychoaktive Substanz kann Alkohol auch Schaden stiften:
   - er kann soziale Probleme verursachen
     und
   - er kann wegen seines Abhängigkeitspotentials zum Suchtmittel werden.
4. ein Pharmakon (in der ursprünglichen Doppel-Bedeutung dieses Wortes), also ein Heilmittel und zugleich ein Gift. Als Heilmittel wurde Alkohol früher vielfach verwendet; heute geschieht dies nur noch selten. Gründe dafür sind vor allem die geringe „therapeutische Breite“ und die erheblichen Nebenwirkungen: Alkohol kann bei akuter Überdosierung rasch zum Tod führen; bei chronischer Anwendung können schon relativ geringe Mengen fast alle Organsysteme schädigen und vor allem zur Abhängigkeit führen.

Seit prähistorischen Zeiten haben Menschen der verschiedensten Kulturkreise alkoholische Getränke meist aus Fruchtsäften und Getreide oder seltener aus Honig und Milch hergestellt. Sie machten sich dafür natürliche, hefebedingte Gärungsvorgänge zunutze, die wohl zufällig entdeckt wurden. Das Resultat waren wein- und bierartige Getränke, ferner Met oder der aus vergorener Milch bereitete Kumys. Sie konnten aus Gründen, die durch den Gärprozeß bedingt sind, nur höchstens 15–18 % Alkohol enthalten. Erst um das Jahr 1000 gelang es im Abendland, durch Destillation Getränke mit höherem Alkoholgehalt zu erzeugen. Diese Destillate haben weite Verbreitung gefunden. Sie wurden als „Geist des Weins" oder „Lebenswasser" (aqua vitae) hochgepriesen. Neuerdings wird anhand von Darstellungen, die erst vor wenigen Jahrzehnten in China gefunden wurden, vermutet, daß dort schon etwa 1000 Jahre früher Methoden bekannt waren, mit denen höherprozentige alkoholische Getränke hergestellt werden konnten.

Bier und Wein waren im Altertum und im Mittelalter übliche Getränke zum Löschen des Durstes und auch zum Stillen des Hungers. Wasser, das zumindest in den Städten meist von schlechter Qualität war, wurde nur von armen Leuten getrunken. Daneben schätzte man an den alkoholischen Getränken ihre psychoaktive Wirkung, vor allem den dadurch erzielbaren Rausch.

Der Rausch gehört wie Traum, Trance, Meditation, Hypnose und Ekstase zu den veränderten Bewußtseinszuständen. Er stellt eine „Bewußtseinserweiterung" dar, die oft lustvoll, manchmal aber auch als bedrohlich erlebt wird. Während sakraler Handlungen galt der Rausch als eine Art Fahrzeug des Übergangs in eine heilige Welt. Die psychosoziale Funktion alkoholischer Getränke als Vermittler von Kontakten und als Spender von Freude kam besonders beim gemeinschaftlichen Trinken zum Tragen. Eine Teilnahme an den Trinkgelagen war in alten Zeiten Recht (und Pflicht) eines freien Bürgers. Sie nahmen einen breiten gesellschaftlichen Raum ein und waren durch differenzierte und strenge Regeln bestimmt. Doch ebenfalls seit Jahrtausenden sind in westlichen wie östlichen Kulturen negative Folgen des Alkoholkonsums bekannt. So warnten schon in der Antike Platon, Cicero, Cato, Seneca und der Apostel Paulus vor den Gefahren übermäßigen Weingenusses. Man wußte auch, daß es bestimmte Menschen gab, die nicht mit dem Trinken aufhören konnten. Sie traf ein moralisches Urteil. Man versuchte, auf verschiedene Weise den Wein- und später auch den Branntweinkonsum einzudämmen, allerdings ohne nachhaltigen Erfolg. So empfahl man Selbstkontrolle und Änderung der Trinksitten. Schließlich wurden auch wiederholt strenge, ja prohibitive Maßnahmen verfügt. Die ersten Verbotsedikte gab es schon im China des 8. Jahrhunderts v. Chr. Mehr Erfolg hatten allerdings die beiden großen, von Asien ausgehenden Religionen des Buddhismus und des Islam. Beide verbieten den Genuß berauschender Getränke. Solche religiösen Vorschriften hatten entscheidende Verhaltensänderungen unter der Anhängerschaft zur Folge, was heute noch in den vom Buddhismus und dem Islam geprägten Gesellschaften zu beobachten ist.

Die Einstellung der Mediziner gegenüber den alkoholischen Getränken war jahrtausendelang durch Ambivalenz zwischen ihren vermuteten heilsamen Wirkungen, beispielsweise als Betäubungs- und Schmerzmittel, aber auch als „Blutreinigungsmittel" und als Mittel gegen „Phlegma" und die negativen Folgen geprägt. Schon frühzeitig wurde eine Reihe von alkoholbedingten Schäden wie „Fallsucht", „Wassersucht", Zittern usw. beschrieben, was aus heutiger Sicht auf scharfe Beobachtung und folgerichtige Ursachenzuweisung hindeutet. Aber erst seit der Aufklärung beschäftigte man sich eingehender mit den Ursachen häufiger Unmäßigkeit. 1780 schrieb der schottische Arzt Trotter, daß die „Begierde nach häufiger Trunkenheit eine durch die chemische Natur der alkoholischen Getränke hervorgerufene Krankheit" sei. Er wurde damit zum Vater des Krankheitskonzepts des Alkoholismus (vgl. Kapitel II.2). Daraus folgte konsequenterweise die Ablehnung von „Zuspruch und Sittenpredigten gegenüber demjenigen Säufer, dem einmal das Trinken zum physischen Bedürfnis geworden ist". Dieser müsse als Kranker gelten. Gegen diese revolutionären Ansichten gab es natürlich viele Einwände. So hielten puritanisch geprägte Theologen daran fest, daß jeder Trinker ein Sünder sei. Anfang des 19. Jahrhunderts wurden, ausgehend von den USA und England, auch in Deutschland Mäßigkeitsvereine mit Millionen von Mitgliedern gegründet, die sich schriftlich dazu verpflichteten, keinen Branntwein zu trinken. Schnapskonsum galt ihnen als Laster, während der Konsum des Volksgetränks Bier nicht kritisiert, sondern eher empfohlen wurde. Diese Bewegung brach aber um die Mitte des 19. Jahrhunderts zusammen. In der zweiten Hälfte des 19. Jahrhunderts entstanden, meist unter dem Einfluß von Geistlichen, alkoholgegnerische Verbände wie das *Blaue Kreuz* (von evangelischer Seite) und der *Kreuzbund* (von katholischer Seite). In dieser Zeit wurden auch zahlreiche Trinkerheilstätten gegründet, die von einem „Hausvater“ (meist einem Geistlichen) geleitet wurden. Die Behandlung bestand hier vor allem im plötzlichen Entzug des Alkohols, guter Pflege, reichlicher Beschäftigung im Freien und religiöser Einwirkung. Diesem Konzept stimmten auch die meisten Psychiater des ausgehenden 19. und beginnenden 20. Jahrhunderts zu, von denen sich viele eingehend mit dem Alkoholismusproblem befaßten (z.B. Kraepelin in Deutschland, Forel und Bleuler in der Schweiz).

II. Begriffe

1. Definition des Alkoholismus

Mißbrauch und Abhängigkeit

Der Terminus *Alkoholismus,* der von dem schwedischen Arzt Huss 1852 geprägt wurde, ist begrifflich unscharf. Er umfaßt im täglichen Sprachgebrauch zwei Phänomene, die voneinander getrennt werden müssen, nämlich *Alkoholmißbrauch* und *Alkoholabhängigkeit.* Diese Unterscheidung, die erst Mitte der siebziger Jahre des 20. Jahrhunderts getroffen wurde, hat sich sehr bewährt. Sie ist auch in die großen Klassifikationssysteme der Krankheiten eingegangen wie z.B. die International classification of diseases (ICD), 10. Ausgabe 1990 (vgl. Dilling u.a. 1993). Unter Alkoholismus wird heute nur noch Alkoholabhängigkeit verstanden. Auch der Begriff Sucht wurde auf Vorschlag der WHO durch den Begriff der Abhängigkeit ersetzt, findet aber neuerdings wieder häufiger Verwendung und ist im folgenden oft synonym mit Abhängigkeit.

Alkoholmißbrauch (bzw. schädlicher Gebrauch in der Terminologie der ICD 10) ist anzunehmen, wenn der Konsum von Alkohol zu Folgeschäden auf körperlichem oder/und psychosozialem Gebiet führt: z.B. zu Alkoholfolgekrankheiten und/oder alkoholbedingten, psychosozialen Schwierigkeiten.

Kennzeichen des *Alkohol-Abhängigkeits-Syndroms* (nach der ICD 10, Version von 1992) sind:

1. Starker Wunsch oder eine Art Zwang, Alkohol zu konsumieren.
2. Verminderte Kontrollfähigkeit über Beginn, Beendigung und Menge des Alkoholkonsums.
3. Auftreten von Entzugserscheinungen (vgl. Kap. IV.1).
4. Auftreten von Toleranzveränderungen (es wird mehr Alkohol benötigt, um die gleichen Wirkungen zu erzielen).
5. Fortschreitende Vernachlässigung anderer Vergnügen oder Interessen zugunsten des Alkoholkonsums.

6. Anhaltender Alkoholkonsum trotz des Wissens um dessen schädliche Folgen.

Die Diagnose sollte nur gestellt werden, wenn irgendwann während des letzten Jahres mindestens drei der genannten Kriterien vorhanden waren.

Diese Unterscheidung zwischen Abhängigkeit und Mißbrauch darf nicht so interpretiert werden, daß Alkoholmißbrauch als harmlos angesehen wird. Die weitaus größte Zahl der alkoholbedingten Schäden sind dem Alkoholmißbrauch im oben definierten Sinn zuzuschreiben.

2. Das Krankheitskonzept des Alkoholismus

In diesem Zusammenhang soll die Frage diskutiert werden, ob der Alkoholismus, also die Abhängigkeit vom Alkohol, eine Krankheit darstellt. Das *Krankheitskonzept des Alkoholismus* ist ein Kind der Aufklärung. Es wurde von Jellinek 1960 wieder aufgegriffen und hat sich weitgehend durchgesetzt. So hat es etwa die American Society of Addictive Medicine 1990 offiziell akzeptiert. Schon 1968 hatte das deutsche Bundessozialgericht den Alkoholismus (und damit also nicht nur Alkoholfolgekrankheiten) als Krankheit anerkannt, was weitreichende positive Konsequenzen für die Entwicklung und den Ausbau therapeutischer Einrichtungen hatte (s. Kapitel VIII). Das Krankheitskonzept wurde aber in den letzten Jahrzehnten immer wieder von verschiedenen Seiten kritisiert, z.B. von Philosophen, Anti-Psychiatern und Verhaltenstherapeuten. Sie wandten ein, daß der Alkoholismus ein erlerntes Fehlverhalten sei, das auch wieder verlernt werden könne. Die Epidemiologen lassen nur die Operationalisierung anhand quantitativer und qualitativer Charakteristika zu, wobei sie fließende Übergänge zwischen sozialem Trinken und schwerem Trinken postulieren; allenfalls wird noch von pathologischem Trinken gesprochen. Von soziologischer Seite wird auf die unerwünschten Folgen der Krankenrolle hingewiesen. Von Anti-Psychiatern wie Szasz (1972) wurde Alkoholismus (ebenso wie andere Süchte) als schlechte Angewohnheit bezeichnet.

Bei der Diskussion des Krankheitskonzepts sollte man von einer Definition des *Krankheitsbegriffs* ausgehen. Der Krankheitsbegriff kann unter verschiedenen Gesichtspunkten definiert werden:

- dem naturwissenschaftlichen (biologischen)
- dem entwicklungspsychologischen (psychodynamischen); (z. B. erlerntes Fehlverhalten)
- dem sozialpsychologischen (z. B. Rollenveränderung)
- dem juristisch-sozialrechtlichen (z. B. Behandlungsbedürftigkeit)

Es gibt eine Reihe von Gründen, an dem Krankheitskonzept festzuhalten. Die wichtigsten sind:

1. Die Kritik orientiert sich meist an einem reinen naturwissenschaftlichen Krankheitsmodell. Dieses ist jedoch für die klinische Medizin und erst recht für die Psychiatrie nicht ausreichend, da psychische und soziale Aspekte darin nicht berücksichtigt werden. Zu fordern ist vielmehr ein biopsychosoziales Krankheitsmodell (im Sinne von Engel 1977).
2. Die Krankenrolle bringt (nach Parsons 1951) dem Alkoholiker zwar eine Entlastung von seiner Verantwortung und eine Befreiung von seinen normativen Rollenverpflichtungen, beinhaltet aber zugleich die Forderung an ihn, kompetente Hilfe zu suchen, zu akzeptieren und bei der Behandlung mitzuarbeiten.
3. Das Krankheitsmodell ist im Gegensatz zu anderen Modellen wertneutral. Es hilft, die Tabuisierung des Alkoholismus aufzuheben und den therapeutischen Zugang zu erleichtern.

III. Bedingungsgefüge des Alkoholismus

1. Modellvorstellungen

Der Alkoholismus stellt nur einen, wenn auch sehr wichtigen Spezialfall des umfassenden und komplexen Phänomens Sucht und Abhängigkeit dar. Deren Entstehung und Dauer läßt sich nicht durch monokausale (z.B. biologische) Modelle erklären. Alkoholismus ist vielmehr ein Paradebeispiel für die Notwendigkeit einer biopsychosozialen Betrachtungsweise (Engel 1977; vgl. Kapitel IV.1), bei der darüber hinaus systemische Erklärungsansätze hilfreich sind. Es bedarf eines multikonditionalen Modells, das die verschiedenen Bedingungsfaktoren in ihrer Interaktion berücksichtigt. Hierüber besteht bei den meisten Fachleuten Einigkeit. Das einfachste Modell geht von drei großen Faktorengruppen oder Bedingungen für Alkoholismus aus, die aber teilweise aufgegliedert werden müssen.

Diese sind:

- *Drogen* mit ihren spezifischen Wirkungen (hier: der Alkohol)
- das konsumierende *Individuum* mit seinen körperlichen und psychischen Eigenschaften, wie sie sich unter den jeweiligen genetischen Dispositionen im Laufe des Lebens entwickelt haben
- das *Sozialfeld,* wozu neben interpersonalen, sozialisierenden Beziehungen auch die beruflichen, wirtschaftlichen Gegebenheiten und traditionsgebundene und religiös orientierte Normen zu rechnen sind.

Das Bedingungsgefüge zwischen den drei Faktorengruppen läßt sich in einem Dreieck darstellen (s. Abb. 1).

Dieses komplexe Erklärungsmodell hat dynamischen Charakter, d. h. es will zum Ausdruck bringen, daß sich die verschiedenen Faktorengruppen in unterschiedlicher Weise, auch im Sinne eines Regelkreises, gegenseitig beeinflussen können.

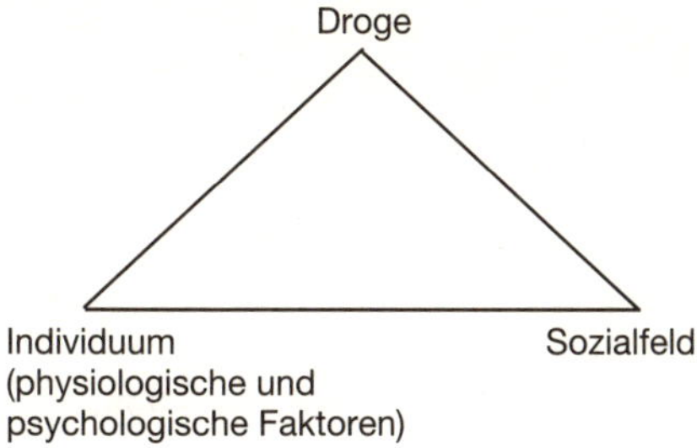

Abb. 1: Modell für die Entstehung der Drogenabhängigkeit.

2. Droge Alkohol

Chemische Eigenschaften

Bei Ethanol handelt es sich um eine einfach strukturierte chemische Substanz (Summenformel: C_2H_5OH). Sie stellt eine farblose Flüssigkeit mit einem spezifischen Gewicht von 0.79 Gramm dar (1 Vol% entspricht etwa 0.8 g), die in Wasser wie in Fetten löslich ist, was die leichte Resorption und Verbreitung des Alkohols im Organismus fördert. Alkohol hat einen hohen Energiegehalt: 1 Gramm enthält 29.6 Kilojoule (= 7.07 Kilokalorien). Er entsteht, wenn auch nur in sehr kleinen Mengen, auch „endogen" im Organismus, und zwar im Intermediärstoffwechsel sowie durch bakterienbedingte Fermentation im Magen-Darm-Trakt. Allerdings ist der dadurch verursachte Blutalkoholspiegel (BAS) mit 0,00075 ‰ sehr niedrig; er spielt für die gerichtsmedizinische Begutachtung keine Rolle. Alkohol wird gewöhnlich durch Gärung von Zuckerarten (letztlich Traubenzucker) erzeugt, die durch Hefe in Alkohol und Kohlensäure gespalten werden. Trinkalkohol darf nur durch Hefegärung von Pflanzenteilen, Melasse, Stärke oder Zucker gewonnen werden. Der Ethanolgehalt alkoholischer Getränke ist je nach Getränkeart unterschiedlich. Er schwankt zwischen 2–3 Vol.% (Leichtbiere) und 80 Vol.% (manche Rumsorten). Als „alkoholfrei" dürfen Getränke bezeichnet werden, die weniger als 0,5 Vol.% Ethanol aufweisen. Neben Ethanol und

Wasser enthalten die meisten alkoholischen Getränke Begleitstoffe, von denen viele aus der großen Familie der Alkohole stammen (z. B. Methanol und Butanole), ferner organische Säuren, besonders Weinsäure, aber auch Apfelsäure. Diese Begleitstoffe sind wichtig für die charakteristischen geschmacklichen Qualitäten der verschiedenen alkoholischen Getränke. Sie haben aber auch eine nicht unerhebliche medizinische Bedeutung, da manche von ihnen giftig sein können.

Aufnahme und Verteilung des Alkohols im Körper

Alkohol wird von den Schleimhäuten schnell resorbiert (genaugenommen handelt es sich um eine Diffusion). Die geringsten Mengen werden in der Mundschleimhaut aufgenommen, wesentlich mehr im Magen, die Hauptmenge aber im Dünndarm. Die Resorption im Magen ist abhängig von dessen Füllungszustand. Verzögert sich die Entleerung des Magens, verlangsamt sich auch die Resorption des durch den Mund zugeführten Alkohols. Geringe Mengen Alkohol können schon 10 Minuten nach dem Trinken resorbiert sein. Resorptionsverzögerungen sind durch starkes Rauchen und scharfe Gewürze möglich. Es kann dadurch eine Hemmung der Magentätigkeit und ein Krampf des Magenausgangsmuskels (Pylorus) auftreten. Höher konzentrierte Alkoholika werden rascher resorbiert als weniger konzentrierte. Wenn große Mengen Alkohol, vor allem hochprozentige Getränke, in kürzester Zeit getrunken werden, kann es auch bei Personen, die an Alkohol gewöhnt sind, durch den steilen Anstieg des Blutalkoholspiegels zu starken körperlichen und psychischen Störungen bis zu Vergiftungserscheinungen kommen. Allerdings kann umgekehrt durch höhere Dosen von Alkohol die Funktion der Magenmuskulatur so beeinträchtigt werden, daß eine Verzögerung der Entleerung des Magens eintritt. Dadurch ist es möglich, daß ein Teil des genossenen Alkohols gar nicht resorbiert wird und damit auch nicht in die Leber und in den Kreislauf gelangt, sondern unabgebaut wieder ausgeschieden wird. Nach der Resorption verteilt sich der Alkohol je nach Wassergehalt der

Organe im ganzen Körper, da der weitaus größte Anteil des Alkohols im Körperwasser gelöst wird. 30–60 Minuten nach dem Trinken ist der höchste BAS erreicht, 60–90 Minuten nach dem letzten Schluck ist die Verteilung des Alkohols im Körper abgeschlossen. Alkohol geht auch in die Plazenta und somit in den Kreislauf eines Fetus über, so daß es zu einer Schädigung des ungeborenen Kindes kommen kann (vgl. Alkohol-Embryopathie Kapitel IV.2). Die Alkoholkonzentration im Gehirn und in der Ausatemluft entspricht im wesentlichen dem BAS. Besonders niedrig ist die Alkoholkonzentration in der Leber, weil dort hauptsächlich der Abbau des Alkohols stattfindet. Die Alkoholkonzentration im Harn steht aus verschiedenen Gründen in keinem konstanten Verhältnis zum BAS, so daß ein Rückschluß von der Alkoholkonzentration im Urin auf den BAS nicht möglich ist.

Stoffwechsel

Alkohol kann im Körper nicht gespeichert werden. Er wird durch Oxidation abgebaut. Dabei sind hauptsächlich zwei Eiweißstoffe (Enzyme) beteiligt: die *Alkohol-Dehydrogenase* (ADH) und das „*Mikrosomale Ethanol oxidierende System*" (MEOS). Der Alkoholabbau vollzieht sich in verschiedenen Schritten, die hier nur angedeutet werden sollen. Zwischenstufen (Metaboliten) sind vor allem *Acetaldehyd,* eine giftige Substanz, die jedoch im Körper rasch abgebaut wird (durch das entsprechende Enzym, die Acetaldehyddehydrogenase – ALDH). Endprodukte des Alkoholabbaus sind Kohlendioxid (CO_2) und Wasser. Die Hauptmenge des Alkohols wird in der Leber abgebaut, meist durch die ADH. Letztere ist kein einheitliches Enzym, sondern es existiert eine größere Anzahl von Varianten (Isoenzyme), die genetisch determiniert sind. Die ADH erreicht erst beim fünfjährigen Kind die Werte des Erwachsenen, weshalb kleine Kinder Alkohol besonders schlecht vertragen. Die ADH kommt nicht nur in der Leber, sondern auch in anderen Organen wie Herz, Lunge und Niere vor. Der Abbau durch das MEOS wurde erst vor einigen Jahrzehnten entdeckt. Dieses Enzym ist, im Gegensatz zur ADH, induzierbar, d.h., seine Entstehung wird durch Alkohol angeregt. Bei niedrigem BAS wird MEOS nur in geringen Mengen gebildet. Bei zunehmendem BAS steigt sein Spiegel an. Der durchschnittliche stündliche Abbau des BAS beträgt bei Männern 0,15‰, bei Frauen etwas weniger (d.h. etwa 6–9g Alkohol/Stunde bei durchschnittlichem Körpergewicht). Er ist unabhängig von Alter, Schlaf und Harnausscheidung. Eine vorübergehende Steigerung des BAS ist durch verschiedene Umstände (z.B. Streß) möglich, die zu einer Beeinflussung der Ausschüttung bestimmter Hormone (z.B. Adrenalin, Noradrenalin, Cortisol, Glucagon, Insulin) führen, ferner durch die og. Induktion des MEOS bei chronischem Alkoholmißbrauch: bis etwa 0,35‰ innerhalb der ersten 2–4 Stunden nach Alkoholkonsum. Kälte und Eiweißmangel können den BAS-Abbau verlangsamen. Bemerkenswert ist der vielfach bestätigte Befund, daß Frauen bei gleicher Alkoholeinnahme einen höheren BAS aufweisen als Männer. Die Ursache ist unklar. Möglicherweise ist sie in dem unterschiedlichen Wasseranteil und der unterschiedlichen Verteilung des Alkohols im Körper sowie in dem meist niedrigeren Körpergewicht zu suchen. Außerdem bauen Frauen wegen unterschiedlicher ADH-Mengen im Magen weniger Alkohol ab als Männer.

2.1. Pharmakologisch-toxische Wirkungen

Es gibt kaum ein Organsystem, das nicht durch Alkoholmißbrauch direkt oder indirekt geschädigt werden kann.

Alkohol wirkt auf den Organismus

- durch seine direkte Einwirkung auf die Zellen und ihre Überträgersysteme, z.B. die Nervenzellen (sog. Neurotransmitter),
- durch Veränderungen des Stoffwechsels (Energiezufuhr, Einfluß auf den Eiweiß-, Fett-, Vitamin- und Mineralstoffwechsel),
- durch die Bildung von Stoffwechselprodukten (Metaboliten, z.B. Acetaldehyd), durch Enzyminduktion (auf das MEOS),

- durch Veränderungen von physiologischen Funktionen des Organismus (Veränderungen der Durchblutung).

Es ist oft schwierig, direkte und indirekte Wirkungen des Alkohols zu unterscheiden. Außerdem sind die Wirkungen bei einmaliger und bei wiederholter Zufuhr unterschiedlich.

Wirkungen auf das Nervensystem

Zentrales und peripheres Nervensystem gehören zu den Organsystemen, auf die der Alkohol am vielfältigsten und intensivsten einwirkt. Bei entsprechender Dosierung und Einwirkungsdauer setzt er hier entsprechend schwere Schädigungen. Alkohol überwindet die Blut-Hirn-Schranke und verbreitet sich dank seiner Wasser- und Fettlöslichkeit schnell im Hirngewebe. Deshalb führt Alkoholkonsum akut zur Veränderung der Hirndurchblutung; sowohl Verminderung wie Steigerung der Durchblutung sind beobachtet worden. Hohe Dosen Alkohol haben eine Gefäßengstellung im Gehirn zur Folge. Alkohol beeinflußt *biochemische Prozesse* im Gehirn in verschiedenen Bereichen. Er führt zu einer Verminderung des Traubenzuckerverbrauchs im Gehirn, der dort im Vergleich zu anderen Organen besonders hoch ist. Wesentliche Effekte des Alkohols auf neurale Strukturen werden seiner Wirkung auf die Trennwände (Membranen) zwischen den verschiedenen neuronalen Mikrostrukturen zugeschrieben, die einen hohen Gehalt an Fettstoffen (Lipiden) aufweisen. Die Hauptwirkung des Alkohols auf das Nervensystem geschieht aber über die *Neurotransmitter*. Darunter versteht man Botenstoffe, die auf chemischem Weg die Reizübertragung zwischen den Nervenzellen vermitteln. Davon sind in den letzten Jahrzehnten etwa einhundert entdeckt worden. Sie lassen sich in mehrere Gruppen einteilen. Zwei der wichtigsten Gruppen sind solche, die die Nerventätigkeit aktivieren, z.B. Glutamat, und solche, die es hemmen. Dazu gehört vor allem das sogen. *GABA-erge System* (GABA = Gamma-Amino-Butyro-Acid). Alkohol hat, im Gegensatz zu anderen Substanzen mit hohem Mißbrauchspotential wie Opiaten und Benzodiazepinen keine eigenen Rezeptoren, wie die eiweißhaltigen Zellstrukturen bezeichnet werden, an denen körpereigene Botenstoffe wie Neurotransmitter festmachen, sondern greift an verschiedenen anderen Rezeptor-Systemen an, vor allem an denen des Glutamat-Systems und des GABA-Systems. Aber auch die Systeme des Noradrenalins, des Dopamins, des Acetylcholins und des Serotonins werden duch Alkohol beeinflußt. Alkohol kann, ebenso wie andere Wirkstoffe, auch Einfluß darauf nehmen, wie viele Rezeptoren neu gebildet werden und wie diese auf Alkohol ansprechen.

Weitere biochemische Wirkungen des Alkohols betreffen den *Calcium-Stoffwechsel innerhalb der Zellen* und die *endogenen Opiate* (z. B. Endorphine). Unter endogenen Opiaten versteht man vom Körper gebildete Eiweißstoffe, die eine ähnlich schmerzhemmende und euphorisierende Wirkung haben wie von außen zugeführte Opiate.

Die Studien über die biochemische Wirkung des Alkohol zeigen zwei immer wiederkehrende Phänomene.

Alkohol wirkt „biphasisch“: zunächst bzw. in kleinen Dosen aktivierend, später hemmend. Die Alkoholwirkung ist anders, je nachdem, ob die Substanz einmalig (akut) oder wiederholt (chronisch) zugeführt wird.

Die Alkoholwirkung ist individuell unterschiedlich, was wahrscheinlich genetisch bedingt ist.

Unberücksichtigt bleibt hier die unterschiedliche klinische Wirkung des Alkohols je nach Stimmungslage, Erwartungshaltung und anderen psychologischen Bedingungen.

Biologische Grundlagen des Abhängigkeitspotentials

Alkohol hat wie andere Drogen ein *Abhängigkeitspotential.* Durch die Einnahme der betreffenden Substanz kann ein Zustand entstehen, den man Abhängigkeits-Syndrom nennt, wie er in Kapitel II beschrieben wurde. Das Abhängigkeitspotential von Alkohol ist nicht so stark wie das mancher Rauschdrogen wie Opiate (z. B. Heroin), Kokain und anderer Aufputschmittel, aber vergleichbar mit dem von manchen Beruhigungs- und Schlafmitteln wie Benzodiazepinen und Barbituraten. Das entscheidende Charakteristikum des Abhängigkeitssyndroms ist die psychische Abhängigkeit, die sich durch das unstillbare Verlangen äußert, den Alkoholkonsum fortzusetzen oder nach einem jahrelangen „trockenen“ Intervall den Konsum wiederaufzunehmen (Craving), obwohl dem Betreffenden die negativen Konsequenzen dieses erneuten Trinkens bewußt sind. Es wird in den letzten Jahren diskutiert, ob es ein Suchtgedächtnis gibt, das für die Entstehung und Aufrechterhaltung des Alkoholismus von Bedeutung ist (Böning 1994). Dieses Abhängigkeitspotential läßt sich auch durch *Tiermodelle* darstellen. Es ist gelungen, Tierstämme zu züchten, die Alkohol gegenüber nichtalkoholischen Getränken bevorzugen oder ablehnen. Dieses Ergebnis wurde als wichtiges Argument für die Existenz genetischer Faktoren bei der Suchtentstehung gewertet. Vor allem konnte in den letzten Jahren im Tiermodell gezeigt werden, daß früherer Alkoholkonsum bei der Entstehung erneuter Abhängigkeit eine Rolle spielt. Ratten, die in einer ersten Versuchsphase von Alkohol abhängig geworden waren, dann aber monatelang alkoholfrei gehalten wurden, tranken Alkohol in großen Mengen, als er ihnen in freier Wahl neben alkoholfreien Flüssigkeiten erneut angeboten wurde. Sie bevorzugten ihn auch, wenn er durch das stark bitter schmeckende Chinin „vergällt“ war. Interessanterweise war aber der Alkoholkonsum dann auch durch soziale Faktoren wie Isolation beeinflußbar (Wolfgramm 1995).

Zur Entstehung des Abhängigkeitssyndroms wurden verschiedene biologische Theorien entwickelt. Man geht aufgrund anatomischer, physiologischer und pharmakologischer Untersuchungen davon aus, daß im Gehirn ein Belohnungssystem existiert (Herz, Shippenberg 1989; Ploog 1995). Dieses System wird in bestimmten Regionen des Gehirns lokalisiert und hat etwas mit der Entstehung von emotionalen Prozessen, mit Lust- und Unlustempfindungen zu tun (limbisches System). Das Belohnungssystem kann auf verschiedene Weise aktiviert werden: entweder durch elektrische Stimulation oder auf natürliche Weise, durch natürliche „Belohner“ wie wohlschmeckende Nahrung, sexuelle Reize oder Schmerz. Besonders spricht es auf spezifische chemische Stoffe an. Es sind dies im wesentlichen die schon genannten Stoffe mit hohem Abhängigkeitspotential. Die Aktivierung des Belohnungssystems wird vor allem durch Neurotransmitter wie Dopamin moduliert. Als weitere Modulatoren sind beim Alkoholkonsum auch die GABA-ergen Substanzen und Glutamat wichtig. Ferner spielen endogene Opiate (Endorphine) und Streßhormone, die in bestimmten Hirnregionen (Hypothalamus-Hypophyse) gebildet werden, eine Rolle bei der Entstehung des Alkoholverlangens.

2.2. Klinische Wirkungen

Wirkungen auf Struktur und Funktion des Gehirns

Chronischer Alkoholmißbrauch führt zu einer Verminderung (Atrophie) des Hirngewebes im Bereich des Großhirns und des Kleinhirns. Während das Großhirn, besonders das Stirnhirn, mit intellektuellen Leistungen in Verbindung gebracht wird, ist das Kleinhirn für die Aufrechterhaltung des Gleichgewichts wichtig. Auch tiefer gelegene Hirnstrukturen wie der Hippokampus, der Erinnerungen speichert, werden geschädigt. Sie lassen sich auch am lebenden Organismus durch moderne bildgebende Verfahren wie das Computer-Tomogramm (CT) und die Kernspin-Tomographie (NMR) sowie durch elektrophysiologische Verfahren wie das Elektroenzephalogramm (EEG) zur Darstellung von Gehirnströmen, aufzeichnen. Außerdem können die (durch Sinnesreize) „evozierten Potentiale" bestimmter Hirnstrukturen durch akute wie durch chronische Alkoholeinwirkung verändert werden. Weitere wichtige diagnostische Instrumente sind psychologische Leistungstests.

Wachheit, Ermüdung, Aufmerksamkeit (Vigilanz)

Bei akuter Einwirkung von relativ niedrigen Mengen Alkohol kommt es zu vermehrter Aktivität und Rededrang, möglicherweise zu überschießenden motorischen Reaktionen mit gewalttätigen Handlungen. Allerdings lassen sich schon bei einem BAS von 0,8 ‰ Ermüdungserscheinungen nachweisen, die denen einer durchwachten Nacht entsprechen. Bei einem BAS > 1 ‰ ist die Reaktionsgeschwindigkeit bei psychologischen Leistungstests erheblich vermindert, die Geschwindigkeit des Sprachflusses und die Assoziationsfähigkeit bei Reizworten sind verlangsamt. Die Ermüdungserscheinungen sind (bei gleichem BAS) nachts stärker als bei Tag. Bei höheren BAS zeigen sich allgemeine Störungen der Aufmerksamkeit und der motorischen Leistungen. Schließlich kommt es zu einem mehr oder minder tiefen Schlaf. Der Grad der Vigilanz läßt sich auch im EEG erkennen. Nach einmaliger Gabe einer größeren Menge Alkohols kommt es zu einer Verlangsamung der elektrischen Aktivität des Gehirns. Außerdem wird durch Alkohol der normale Schlafrhythmus erheblich beeinträchtigt: Der Traumschlaf (REM-Schlaf-Stadium) wird unterdrückt. Diese REM-Aktivitäten treten bei Alkoholentzug wieder besonders deutlich hervor.

Sensorische Funktionen
(Sehen, Hören, Geruch, Schmerzempfindung)

Das Sehvermögen wird durch die Einnahme schon relativ geringer Mengen Alkohols beeinträchtigt. Ähnlich der Wahrnehmungsminderung bei Dämmerlicht und Dunkelheit nehmen die Farbwahrnehmung und das räumliche Sehen ab. Das Hörvermögen wird ebenfalls durch Alkohol gestört, vor allem für das gesprochene Wort. Besonders ausgeprägt ist die Verminderung der Schmerzempfindlichkeit unter Alkoholeinfluß. Deshalb wurde Alkohol vor der Erfindung moderner Narkosetechniken zur Betäubung und Schmerzlinderung verwendet. Schließlich kann schon durch geringe Alkoholmengen die Wahrnehmung von Gerüchen herabgesetzt werden.

Stimmung

Bei niedrigem BAS (etwa bei 0.5 ‰), im sog. Exzitationsstadium, ist die Stimmung in der Regel gegenüber dem Nüchternzustand angeheitert. Euphorie und Optimismus herrschen vor

(Wein gilt seit Jahrtausenden als „Sorgenbrecher"); vorhandene Ängste lassen nach. Alkohol wirkt extraversiv: die Bereitschaft zu sozialen Kontakten nimmt zu. Diese Stimmungsänderung ist unabhängig davon, ob der Alkohol getrunken oder auf andere Weise, etwa durch Injektion, zugeführt wurde. Sie ist ausgeprägter, wenn das Trinken in einem entsprechenden sozialen Rahmen erfolgt. Bei höherem BAS geht die Stimmung in Depressivität, Gereiztheit, Labilität, Aggressivität und Enthemmtheit über.

Intellektuelle Leistungen und Kreativität

Durch die einmalige Gabe von Alkohol werden die verbalen und nonverbalen intellektuellen Leistungen erheblich verschlechtert, wie Untersuchungen mit entsprechenden standardisierten Tests zeigen. Bei Rechenaufgaben wird eher die Genauigkeit als die Geschwindigkeit der Leistungen beeinträchtigt. Dagegen können kleine und mittlere Alkoholmengen die Leistungen bei der Lösung von schwierigen und ungewöhnlichen Aufgaben erhöhen. Dies mag mit der gesteigerten Bereitschaft zusammenhängen, neue Lösungsmöglichkeiten zu suchen. Offenbar nimmt durch die euphorisierende Wirkung des Alkohols die Enttäuschung über mißlungene Lösungsversuche ab. Auch eine Verschlechterung des logischen Denkens bereits nach kleinen Alkoholmengen wurde nachgewiesen. Besonders deutlich tritt eine Leistungsminderung zutage, wenn die Aufgaben unter Streßbedingungen gelöst werden sollen. Häufig wird unter Alkoholeinfluß die eigene Leistung ungerechtfertigt optimistisch eingeschätzt.

Gedächtnis und Lernen

Bei akuter Einwirkung von Alkohol kommt es zu einer Verschlechterung der Registrierung von Gedächtnisinhalten. Obwohl die unmittelbare Merkfähigkeit intakt ist, werden zahlreiche Ereignisse innerhalb der ersten 20–30 Minuten vergessen. Alkohol beeinträchtigt somit am stärksten und selektiv das

Kurzzeitgedächtnis. Solche Defekte manifestieren sich am eindrucksvollsten durch Blackouts („Filmriß“). Erlebnisse bestimmter Zeitabschnitte können dann nicht mehr erinnert werden. Es kann dabei zu einem totalen oder nur fragmentarischen Gedächtnisausfall kommen. Manche Ereignisse, die während des Trinkens auftreten, können teilweise oder manchmal sogar vollständig erinnert werden, wenn der Betroffene später, in nüchternem Zustand, darauf aufmerksam gemacht wird.

Wirkung auf andere Organsysteme (Herz, Lunge, Magen, Niere)

Geringe Mengen Alkohol können die *Atmung* anregen, größere Mengen führen zu einer Verschlechterung der Atmung bis hin zum Atemstillstand. Alkohol schädigt die *Funktion des Herzmuskels,* und zwar schon in relativ geringen Mengen, wenn diese regelmäßig konsumiert werden. Außerdem führt er zu einer Steigerung der Herzfrequenz. Ferner kommt es durch höhere Dosen zu einer Blutdrucksteigerung. Mäßige Mengen Alkohol erweitern die Gefäße, vor allem in der Haut, was sich in einer Gesichtsrötung manifestiert. Die weitverbreitete Meinung, daß Alkohol akut die Blutzirkulation der Herzkranzgefäße verbessere, läßt sich nicht experimentell belegen.

Alkohol regt die *Sekretion* von Speichel, Magensaft und dem Sekret der Bauchspeicheldrüse an. Bier und Wein fördern besonders die Sekretion von Magensäure. Hochkonzentrierte Alkoholika schädigen die Schleimhaut und verzögern die Magenentleerung.

Alkohol fördert die *Harnausscheidung* (Diurese). Dies hängt mit seiner Einwirkung auf bestimmte hormonelle Systeme zusammen, wodurch es zu einer Hemmung des antidiuretischen Hormons des Hypophysen-Hinterlappens kommt.

Ernährung und Stoffwechsel

Alkohol hat je nach der konsumierten Menge Einfluß auf die Ernährung. Wegen seines hohen Energiegehalts führt er bei

Zugabe zur üblichen Ernährung bei gesunden Menschen zu einer Gewichtszunahme. Bei steigendem Anteil an der Ernährung verdrängt er andere Energiequellen. Er kann bei exzessivem Konsum bis zu 50 % des Energiebedarfs des Menschen decken. Dann kommt es aber wegen der verminderten Aufnahme von Nährstoffen zu einer primären qualitativen Mangelernährung (Malnutrition). Alkohol verursacht aber auch erhebliche Ernährungsschädigungen durch Störungen der Verdauung und der Aufnahme von Nährstoffen. Man spricht dann von einer sekundären Malnutrition. Überdies wird die Verstoffwechselung (Metabolismus) der wichtigsten Nährstoffe Eiweiß, Kohlenhydrate, Fette, Vitamine (vor allem Vitamin A, B-Gruppe, C, E und D) und Spurenelemente (Magnesium, Zink, Selen) durch Alkohol geschädigt. Alkohol beeinflußt den Blutzuckerspiegel. Nach einer Einzeldosis von Alkohol steigt anfangs der Blutzucker an, später kommt es zu einem Blutzucker-Abfall (Hypoglykämie). Unter bestimmten Umständen kann allerdings umgekehrt eine Steigerung des Blutzuckerspiegels (Hyperglykämie) erfolgen. Auch der Fettstoffwechsel wird durch Alkohol erheblich beeinflußt. Die Triglyzeride im Blut steigen an. Der Cholesterinspiegel im Blut wird durch Alkohol ebenfalls verändert. Der Anteil der Lipoproteine niedriger Dichte (low-density-lipoprotein) am Cholesterin sinkt, jener der Lipoproteine hoher Dichte (high-density-lipoprotein) steigt an (vgl. Kapitel IV.1).

Wirkungen auf Erbgut und Embryo

Eine Schädigung der Keimzellen durch Alkohol ließ sich beim Menschen und subhumanen Primaten bisher nicht nachweisen. Hingegen zeigen Versuche an Nagetieren, daß chronische Alkoholvergiftung der männlichen Tiere deren Nachkommenschaft schädigt. Es fanden sich eine höhere Sterblichkeitsrate und geringere Körpergröße. Schädigungen des ungeborenen Kindes durch Alkoholmißbrauch der Mutter sind wissenschaftlich erst seit weniger als hundert Jahren beschrieben worden. Sie lassen sich auch in Tierversuchen reproduzieren.

Das dadurch verursachte Krankheitsbild wird *Alkoholembryopathie* genannt (vgl. Kapitel IV.2).

3. Entstehungsbedingungen, die vom betroffenen Individuum ausgehen

Schon seit langem stellt sich die Frage: Warum werden nicht alle Menschen süchtig? Oder anders ausgedrückt: Was disponiert manche Menschen zur Sucht? In früheren Jahrhunderten wurde ein moralisches Modell vertreten. „Trunkenbolde" galten als willensschwache, moralisch minderwertige Menschen, wie man auch Trunksucht als Laster und Sünde bezeichnete. Unter dem Einfluß der Aufklärung und der Naturwissenschaften wurden im 19. Jahrhundert zwei Erklärungsmodelle für Alkoholismus entwickelt. Nach dem Degenerationsmodell hielt man „Trunkenbolde" für Menschen, die eine angeborene, in ihrer Konstitution begründete Neigung für geistige Getränke haben. Diesem Modell wurde ein anderes gegenübergestellt, das als psychosoziales Opfermodell bezeichnet werden könnte. Ein Alkoholiker wurde als Mensch bezeichnet, der ohne zu „solchen Ausschweifungen" veranlagt zu sein, vom „Unglück gebeugt" in eine „absolute Verzweiflung" getrieben wurde. Diesen Vorüberlegungen entsprechend ist also nach den physischen und psychischen Grundlagen und Dispositionen des Alkoholismus zu fragen.

Familie und Genetik

Man weiß seit langem, daß in bestimmten Familien gehäuft Alkoholiker vorkommen. Eine Übersichtsstudie ergab, daß von männlichen Alkoholikern 27 % einen Alkoholiker zum Vater und 5 % eine Alkoholikerin zur Mutter hatten, bei 31 % waren entweder Vater oder Mutter oder beide Eltern Alkoholiker. Weibliche Alkoholiker kommen gemäß den meisten Untersuchungen noch häufiger aus Alkoholikerfamilien. In Familien ohne Alkoholiker war Alkoholismus in der elterlichen Familie nur selten (5 %) anzutreffen. Diese immer wieder bestätigten

Häufungen können verschieden erklärt werden, durch genetische Faktoren (nature) oder durch Umwelteinflüsse (nurture) innerhalb der Familie.

Zum Nachweis *genetischer Faktoren* beim Auftreten von Krankheiten (hier des Alkoholismus) wurden mehrere Methoden verwendet. Bei der *Zwillingsmethode* werden eineiige Zwillinge (EZ) mit zweieiigen Zwillingen (ZZ) verglichen. Da EZ eine identische genetische Substanz aufweisen, müßten beide Geschwister häufiger Alkoholiker sein, als dies bei ZZ der Fall ist, die eine unterschiedliche genetische Substanz haben. Die Ergebnisse diverser Studien (aus Großbritannien, Schweden, Finnland und den USA) unterscheiden sich voneinander. Die Übereinstimmungsraten schwanken bei EZ zwischen 26 % und 70 %, bei ZZ zwischen 12 % und 32 %. Die Unterschiede können verschiedene methodische Ursachen haben, auf die hier nicht näher eingegangen werden kann. Außerdem gibt es grundsätzliche Einwände gegen die Stichhaltigkeit von Zwillingsuntersuchungen, da die psychologische Situation von EZ wegen ihrer größeren Ähnlichkeit anders als die von ZZ sein dürfte, die nur die „übliche" Geschwisterähnlichkeit besitzen. Bei der *Adoptions-Methode* werden Kinder von Eltern, bei denen ein Elternteil Alkoholiker war, mit Kindern von Eltern verglichen, bei denen kein Alkoholismus aufgetreten ist. Beide Kindergruppen waren im sehr frühen Kindesalter aus ihren Ursprungsfamilien in nicht verwandte Pflegefamilien gekommen. Nach einer dänisch-amerikanischen Studie waren unter den adoptierten Söhnen von Alkoholikern viermal mehr Alkoholiker als unter den adoptierten Söhnen von Nicht-Alkoholikern. Vergleicht man die Söhne von Alkoholikern, die adoptiert wurden, mit Alkoholikersöhnen, die bei ihren trinkenden Eltern aufgewachsen sind, so zeigt sich, daß beide Gruppen später etwa gleich häufig Alkoholprobleme aufwiesen. In einer schwedischen Studie wurde festgestellt, daß 39 % der adoptierten Söhne von Alkoholikern wieder Alkoholiker wurden, von den Kontrollgruppen jedoch nur 14 %. Noch krasser sind die Unterschiede in einer amerikanischen Studie: 50 % vs. 7 %. Unter den Adoptivkindern von leiblichen Alkoholikereltern war der Anteil der Drogenabhängigen und Alkoholiker noch höher, wenn die Adoptiveltern auch Alkoholiker waren. Anders liegen die Verhältnisse jedoch bei den Töchtern von Alkoholikern. Ob sie adoptiert wurden oder zu Hause aufgewachsen waren, bei 90 % von ihnen war der Alkoholkonsum verschwindend gering: nur bei 4 % bzw. 3 % waren Alkoholprobleme feststellbar. Mit *Untersuchungen von Hoch-Risiko-Gruppen* sollte die Frage beantwortet werden, ob sich Kinder (oder sonstige biologische Verwandte) von Alkoholikern (Hoch-Risiko-Gruppe) von Menschen ohne Alkoholiker in der Verwandtschaft in aufsteigender Linie (Niedrig-Risiko-Gruppe) hinsichtlich verschiedener Merkmale unterscheiden. (Die beiden Gruppen wurden „parallelisiert" hinsichtlich Alter und Geschlecht). Die zu untersuchenden Merkmale waren: Alkoholabbau, Alkoholverträglichkeit, Anfälligkeit (Vulnerabilität) für alkoholbedingte Folgeschäden (vgl. Kapitel IV.1). Bezüglich der Alkoholverträglichkeit kamen die Untersuchungen zu folgenden wichtigen Ergebnissen: Söhne aus einer Hoch-Risiko-Gruppe waren weniger empfindlich gegenüber Alkohol als Söhne der Niedrig-Risiko-Gruppe. Dies geht mit einem viermal größeren Risiko einher, später selbst Alkoholiker zu werden. Ebenso erlebten sich Hoch-Risiko-Söhne subjektiv weniger vom Alkohol beeinflußt als Nicht-Risiko-Söhne; sie zeigten auch geringere neurologische Ausfälle. Hinsichtlich des Alkoholabbaus wiesen Niedrig-Risiko-Söhne bei verschiedenen, während des Alkoholabbaus auftretenden Zwischenstufen (z.B. Acetaldehyd) Unterschiede gegenüber Hoch-Risiko-Söhnen auf. Zur Vulnerabilität: Hoch-Risiko-Söhne zeigten in entsprechenden neuropsychologischen Untersuchungen mehr Defizite; bei ihnen war auch eine höhere Impulsivität festzustellen. Unterschiede zwischen beiden Gruppen finden sich auch bei Untersuchungen mit elektrophysiologischen Methoden. Im EEG zeigten sich Veränderungen (Synchronisationsstörung des Alpha-Rhythmus), wie sie bei erhöhtem BAS auftreten; ähnliche Unterschiede zeigten sich bei Untersuchungen der sensorisch evozierten Hirnpotentiale.

Nicht unerwähnt bleiben sollte die Untersuchung von *genetischen Markern.* Darunter versteht man genetisch bedingte Merkmale, die bei Alkoholikern im Vergleich zu Nicht-Alkoholikern überdurchschnittlich häufig vorkommen. Die wichtigsten sind Unterschiede bei bestimmten Unterformen von Blutgruppen. Eindeutige Ergebnisse konnten aber nicht gefunden werden. Ein anderer Untersuchungsweg zielt darauf ab, den Gen-Ort auf den entsprechenden Chromosomen zu lokalisieren. Da das dopaminerge Belohnungssystem eine wesentliche Rolle beim Zustandekommen von süchtigem Verhalten, also auch bei Alkoholismus spielt (vgl. Kapitel III.1), wurde nach Unterschieden in der Häufigkeit eines bestimmten Dopamin-Rezeptor-Gens in Gehirnen von verstorbenen Alkoholikern und Nicht-Alkoholikern gesucht. In der ursprünglichen Untersuchung wurden solche Unterschiede gefunden, die aber in Nachuntersuchungen nur teilweise bestätigt werden konnten.

Auch hinsichtlich der Verträglichkeit von Alkohol spielen genetische Faktoren eine Rolle. Seit langem ist bekannt, daß etwa 50 % der Angehörigen mongolischer Rassen (Chinesen, Japaner) schon auf kleine Mengen Alkohol mit Nebenerscheinungen wie Hautrötung und Brechreiz reagieren. Dies hat mit *genetisch bedingten Unterschieden im Alkoholabbau* zu tun: Das giftige Zwischenprodukt des Alkohols, der Acetaldehyd, wird verzögert abgebaut.

Psychische Disposition

Die Persönlichkeitsstruktur von Alkoholikern stellt eine Resultante dar, die sich aus der genetisch und umweltbedingten Grundpersönlichkeit, den psychologisch bedingten Reifungs- und Alterungsveränderungen und den Veränderungen zusammensetzt, die dem Krankheitsprozeß des Alkoholismus zuzuschreiben sind. Die *prämorbide Persönlichkeit* von Suchtkranken ist aus methodischen Gründen schwer zu erfassen. Erst die Fortschritte der Testpsychologie ermöglichten solche Untersuchungen. Sie wurden erstmals in den sechziger und siebziger Jahren in den USA veröffentlicht. Die Probanden waren männliche Alkoholiker, deren Ergebnisse von Testuntersuchungen nach dem Manifestwerden des Alkoholismus mit solchen verglichen wurden, die 13 Jahre vor Manifestwerden des Alkoholismus, vorgenommen worden waren. Diese Testbefunde wurden dann mit denen von Klassenkameraden verglichen, die nach dem Zufallsprinzip ausgewählt worden waren. Daraus wurde geschlossen, daß Personen, die später Alkoholiker wurden, „impulsivere, geselligere und weniger konformistische" Persönlichkeiten seien, jedoch nicht weniger sozial angepaßt. Bei späteren Untersuchungen an anderen Probanden bestätigten sich diese Ergebnisse. Zusätzlich wurden noch weitere Charakteristika wie Hyperaktivität, geringere Neigung zur Schadensvermeidung, Sensationslust, Abhängigkeit von Belohnungen, geringere Aufmerksamkeit und die Schwierigkeit, zu einer entspannten Ausgangslage zurückzukehren, gefunden. Bei Frauen haben die Untersuchungen weniger eindeutige Ergebnisse gebracht. Problemtrinkerinnen galten in ihrer Schulzeit als eher empfindlich, kontaktarm, reizbar und abhängig. Ähnliche Eigenschaften wurden übrigens bei später abstinent lebenden Frauen gefunden, was die Bedeutung der Befunde relativiert.

Eine nicht unwichtige Frage ist, ob Personen mit z. T. unterschiedlichen prämorbiden psychologischen Strukturen unterschiedliche Stoffe mit Abhängigkeitspotential bevorzugen. Ebenfalls interessant ist die Frage, ob unterschiedliche Substanzgruppen bei unterschiedlichen Persönlichkeitsmerkmalen unterschiedliche Wirkungen aufweisen. Dabei sind die Erwartungen der Konsumenten und die Rahmenbedingungen zu berücksichtigen. Es wurde festgestellt, daß dämpfende Mittel bei extrovertierten und stimulierende Mittel bei introvertierten Personen eine positive Wirkung zeigen.

Zusammengefaßt: Im Vorfeld des späteren Alkoholismus lassen sich zwar einige charakteristische Persönlichkeitszüge aufzeigen, die bei Männern und Frauen variieren und wahrscheinlich nur für bestimmte Untergruppen von Alkoholikern gelten, insbesondere für die Gamma-Trinker (vgl. Kapitel VI.6).

Außerdem ist noch unbekannt, wieweit diese Persönlichkeitscharakteristika soziokulturell beeinflußt werden.

Lern- und verhaltenspsychologische Theorien

Die Lern- und Verhaltenspsychologie gibt ein weitgehend geschlossenes Konzept für die Entstehung der Abhängigkeit von Alkohol und anderen Stoffen mit Abhängigkeitspotential, sogar für die nicht stoffgebundene Abhängigkeit. Grundlage dafür sind die Lerntheorien im engeren Sinn (klassisches und operantes Konditionieren). *Neuere Verhaltenstheorien* gehen von der Annahme aus, daß die Details der Suchtproblematik nur dann aufgeklärt werden können, wenn die Wechselbeziehungen zwischen biologischen, sozialen, kognitiven und behavioralen Faktoren erforscht und mit einbezogen werden. Sie behaupten, daß der Mensch als Nesthocker von Geburt an prägenden Einflüssen seiner Umgebung und Lerneinflüssen ausgesetzt sei (kulturspezifischen Einflüssen seiner Familie und sonstigen Kleingruppen). Aus diesen Einflüssen entwickelte sich die Einstellung gegenüber Alkohol und ihre internalisierende Einordnung in eine allgemeine Verhaltens- und Wertskala. Später würden sich noch folgende Einflüsse verstärkend auswirken:

- *Externe Faktoren:* Trinksitten, Modellverhalten von Bezugspersonen, situative Bedingungen, soziale Kontrolle.
- *Interne Faktoren:* Wahrnehmungen, Stimmungen, Befindlichkeiten, die zu entsprechenden Erwartungshaltungen führen können.
- *Pharmakologisch-psychotrope Eigenwirkung des Alkohols:* Entspannung, Enthemmung, Euphorisierung, Depressivität.
- *Vermeidung negativer Verstärker:* Vermeidung des Alkoholentzugssyndroms oder alternativer Verhaltensweisen mit strafendem Charakter.

Die Verhaltenspsychologie kennt zwei Grundtheorien:

1. Das *klassische Konditionieren* (beruht auf den Versuchen von Pawlow und Hull): Ausgangspunkt ist das Erlernen von Reiz-Reaktionsverbindungen, wie sie etwa bei Schmerzver-

meidung oder bei Nahrungsaufnahme zu beobachten sind. So konnte Pawlow zeigen, daß nicht nur Futter, sondern auch vorangehende oder mit der Fütterung verbundene akustische Reize den Speichelfluß eines Hundes auslösen können. In ähnlicher Weise können die situativen Bedingungen beim Alkohol- oder Drogenkonsum einen Teil der ursprünglichen alkohol- oder drogenbedingten Reaktionen auslösen.

2. Das *operante Konditionieren* (nach Skinner): Im Gegensatz zu Pawlows Versuchen geht es Skinner um Konsequenzen aus verhaltenssteuernden Wirkungen. Entsprechende Verhaltensweisen treten dann häufiger auf, wenn positive Konsequenzen (Futter) folgen (Belohnung) oder negative Zustände (Kältereize) reduziert werden (Bestrafung).

Die Entstehung des Alkoholismus läßt sich durch die Prinzipien der Belohnung erklären: Alkoholkonsum wird gefördert

- *durch Auftreten positiver Verstärker:*
  - das Erleben des alkoholkonsumierenden Individuums selbst (Euphorie, Verbesserung der Sozialkontakte)
  - Verhalten der Umgebung (z.B. soziale Anerkennung für Alkoholkonsum)
- *durch Wegfall negativer Verstärker:*
  - Vermeidung von Alkoholentzugserscheinungen
  - Vermeidung von Langeweile, Streß, Spannung, Angst oder zumindest der Erwartung solcher Wirkungen
  - Vermeidung von sozialem Druck zum gruppenkonformen (Trink-)Verhalten.

Psychodynamische Theorien

Schon die frühe Psychoanalyse (Freudianer) hat sich intensiv mit Alkoholismus beschäftigt, später jedoch, nicht zuletzt wegen schlechter Behandlungsergebnisse, auch ihr theoretisches Interesse daran wieder verloren. Erst in den letzten Jahrzehnten wurde es, vor allem unter dem Einfluß der Ich-Psychologie und Objekt-Psychologie, wieder reaktiviert. Aus moderner psychoanalytischer Sicht wurden vier Ansätze für die Entstehung abhängigen (süchtigen) Verhaltens herausgearbeitet:

1. Fixation auf der untersten, oralen Entwicklungsstufe. Alkohol gilt als Liebesobjekt (Triebpsychologischer Ansatz).
2. Störungen des Ich, der Identität, der Wahrnehmung. Die Trennung von Innen- und Außenwahrnehmung gelingt nur mangelhaft, ebenso die Differenzierung von Affekten und deren Signalfunktionen (Ichpsychologischer Ansatz).
3. Entwicklung von Kränkungen und Schuldgefühlen, kompensatorisch dazu Entwicklung eines „grandiosen Selbst" (Narzißmustheoretischer Ansatz).
4. Störungen der Objektbeziehungen. Es bestehen Schwierigkeiten beim Aufschub von Triebbefriedigungen; es kommt zu Spaltungen, zu Frustrationsintoleranz, zu Idealisierungen und projektiven Identifizierungen (Objektpsychologischer Ansatz).

Bei dem Versuch, diese Ansätze zu integrieren, kam Rost (1987) zur Beschreibung von drei Trinkertypen:

1. *Neurotisch strukturierte Trinker* (Konflikt- und Gelegenheitstrinker): Trinken zur Verdrängung von Konflikten.
2. *Ich-schwache Trinker* (introvertierte Personen mit depressiv-abhängiger Persönlichkeitsstruktur): Trinken zum Reizschutz.
3. *Autodestruktive Trinker* (narzißtische, megalomane, teilweise aggressive Personen mit Neigung zu Impulsdurchbrüchen und asozialem Verhalten): Trinken zur Überkompensation der Ich-Schwäche.

Auch Kernberg (1980) versuchte diese Trieb- und Objektbeziehungstheorien zu integrieren. Er ging davon aus, daß psychische Strukturen aus verinnerlichten Objektbeziehungen entstanden sind, und beschreibt ein Spektrum der Abwehrebenen, das von der „oberen Ebene" der „differenzierten Verdrängung" bis zur „unteren Ebene" der Spaltung reicht. Auf der mittleren Ebene, die für die meisten Alkoholiker relevant ist, stehen Spaltung und Verdrängung nebeneinander. Bei schweren Störungen der Persönlichkeit findet man Spaltung, projektive Mechanismen und destruktiv-dissoziierte Verhaltensmuster.

Diese Aspekte spielen ebenfalls eine wichtige Rolle bei dem Ansatz der Beziehungen von Autonomie und Bindung (Blane

1968, Küfner 1989). Auch hier werden drei Typen unterschieden:

1. *Abhängigkeitstyp:* Alkoholiker ohne Streben nach Autonomie, die sich von ihren infantilen Ansprüchen treiben lassen.
2. *Gegenabhängigkeitstyp:* Alkoholiker, die die Abhängigkeit verleugnen.
3. *Fluktuierender Typ:* Alkoholiker, bei denen Phasen von Verleugnung und Kompensation mit solchen von Abhängigkeit wechseln (episodische und rückfällige Trinker).

Wenn man den Begriff der Psychodynamik der Abhängigkeitsentwicklung weiter faßt, so wären noch einige weitere Theorien zu nennen. Die Transaktionsanalyse (Berne 1967, Steiner 1969) deutet die Sucht als ein Spiel der Erwachsenen, und die Konzepte von McLelland (1972) und Wilsniack (1974) beschreiben, daß in die Sucht die spezifischen Rollenfunktionen von Mann und Frau mit einbezogen werden. In diesem Zusammenhang sind auch systemtheoretisch orientierte Ansätze von Bedeutung, auch in Hinsicht auf die Familientherapie. Watzlawick (1974, 1977) und Mitarbeiter betrachten in ihren Kommunikationstheorien den Alkoholismus als eine Störung der Interaktionen bzw. der Kommunikation, zu deren Beseitigung Problemlösungsstrategien herangezogen werden. Danach entstehen die Probleme durch „schreckliche Vereinfachungen", durch das Aufstellen eines „utopischen Selbstideals" und durch unbeabsichtigte Verursachung von paradoxen Situationen.

4. Entstehungsbedingungen, die vom sozialen Umfeld ausgehen

Der soziologische Zugang zum Problem der Entstehung und Aufrechterhaltung des Alkoholismus gründet sich im wesentlichen auf folgende Überlegungen:

- Wenn man die Alkoholikerpopulation (trotz ihrer verschiedenen Facetten) als Ganzes betrachtet, gibt es keinen einheitlichen und scharf abgrenzbaren Persönlichkeitstyp. Warum werden dann nicht alle Personen mit den geschilderten Persönlichkeitscharakteristika zu Alkoholikern?

– Bei Betrachtung der gegenwärtigen und historischen Situation des Alkoholismus zeigt sich, daß er zwar ein globales Phänomen darstellt, daß es aber erhebliche Unterschiede in der regionalen und epochalen Ausprägung gibt, die in engem Zusammenhang mit bestimmten soziokulturellen Einflüssen stehen. Warum gibt es dann Regionen mit hohem und solche mit niedrigem Alkoholkonsum und entsprechend unterschiedlicher Zahl von Alkoholikern? Es muß allerdings betont werden, daß es derzeit keine zusammenfassende oder eigenständige Theorie gesellschaftlicher Wurzeln der Sucht und damit auch des Alkoholismus gibt. Allenfalls liegt eine Reihe von Übertragungen allgemeiner und keineswegs suchtgenuiner theoretischer Erklärungsmodelle individuellen Verhaltens vor.

Soziokulturelle Einflüsse

Bei den Einstellungen zum Alkoholkonsum lassen sich innerhalb der Bevölkerung mehrere unterschiedliche Muster erkennen, die sich in Unterformen aufteilen lassen. Im Einzelfall sind nicht selten mehrere dieser Einstellungen vorhanden, wobei jeweils eine führend ist.

1. *Ritueller Konsum:* Das Trinken wird von der sakralen Handlung bis zu den Trinkzeremonien bei offiziellen und privaten Feiern (z.B. Vertragsabschlüssen, Jubiläen) in ein bestimmtes Zeremoniell eingebaut. Der Konsum unterliegt hier ausgesprochener sozialer Kontrolle.
2. *Sozial-konvivialer Konsum:* Das Trinken vollzieht sich im gesellschaftlichen Rahmen, allerdings ohne die strengen zeremoniellen Regeln. Dabei spielen gewisse tradierte Trinksitten eine wesentliche, wenn auch wenig streng formulierte Rolle. Eine soziale Kontrolle ist aber auf jeden Fall gegeben.
3. *Utilitaristischer Konsum:* Das Trinken geschieht um des Geschmacks oder der pharmakopsychologischen Wirkung willen (Reduktion von Angst und Spannung, Enthemmung, Stimulation, Machtbefriedigung). Diese Einstellung schließt hedonistische Ziele wie die Steigerung des Lebensgenusses

einschließlich des sexuellen Genusses mit ein. Auch das Trinken als Selbstmedikation zur Verbesserung der gestörten Befindlichkeit ist dazu zu rechnen. Der utilitaristische Konsum geschieht meist allein, manchmal heimlich. Eine soziale Kontrolle ist damit nicht verbunden und wird vielfach vermieden.

Ausgangspunkt für die soziologischen Erklärungsversuche des Alkoholismus sind die utilitaristischen Modelle, die in den vierziger Jahren in den USA entwickelt wurden. Danach hängt das Trinkverhalten einer Gesellschaft von ihrem Angstpegel ab. Durch die unangenehmen Erfahrungen während und im Gefolge des Trinkens entsteht eine „Gegenangst". Wesentlich ist die kulturelle Haltung gegenüber dem Trinken und die Frage, ob sie eine Spannungsreduktion zuläßt oder umgekehrt eine Angst davor erzeugt. Nicht minder wichtig sind die Ersatzbefriedigungen, die die jeweilige Kultur zur Bewältigung von Angst und Spannungen anstelle von Alkohol oder anderen Drogen anzubieten hat. Nach anderen, interaktionistischen Modellen laufen in den Sozialbeziehungen der Alkoholiker gleichzeitig vor- und rückläufig spannungsreiche desintegrierende (anome) und reintegrierende Prozesse ab. Die desintegrierenden Sozialprozesse in Alkoholikerfamilien gehen entweder in Residualheilungen über, oder sie enden in Desorganisation.

Die Einstellungen zum Alkoholkonsum zeigen kulturbedingte Unterschiede in den verschiedenen Regionen der Erde. Man hat vier Kulturkreise beschrieben: *Abstinenzkulturen,* die durch ein Verbot jeglichen Alkoholkonsums charakterisiert sind (z.B. Länder, die vom Islam oder Buddhismus geprägt sind). In den *Ambivalenzkulturen* besteht ein Konflikt zwischen koexistenten Wertstrukturen gegenüber Alkohol. Er geht auf die asketisch-puritanischen Wertstrukturen des calvinistischen Protestantismus zurück, der in angloamerikanischen und skandinavischen Ländern auch heute noch eine maßgebende Rolle spielt. Der Alkoholvertrieb und -konsum ist verschiedenen temporären und lokalen Beschränkungen unterworfen. In diesen Kulturen, wo ein hoher Grad von Leistung und Verantwortung gefordert wird und Abhängigkeitsbedürfnisse abgelehnt werden, findet man eine Neigung zu episodischen Alkoholexzessen und zum „Gamma"-Trinktyp (vgl. Kapitel VI.1.), doch gibt es wenige Gewohnheitstrinker.

In den *Permissiv-Kulturen* ist der Alkoholgenuß erlaubt, Trunkenheit und andere negative Erscheinungen des Alkoholkonsums werden jedoch abgelehnt. Hier ist die Bevölkerung seit der späten Kindheit mit dem (limitierten) Alkoholkonsum vertraut. Er beschränkt sich meist auf bestimmte Gelegenheiten, besonders die Mahlzeiten. Als Prototyp galten bis vor wenigen Jahrzehnten die mediterranen Staaten, wo aber inzwischen eine Änderung der Einstellung zum Alkoholkonsum zu beobachten ist.

Permissiv-funktionsgestörte Kulturen existieren in extremer, institutionalisierter Form eigentlich nirgends. Man kann jedoch verschiedene „gemäßigte" Unterformen unterscheiden, in denen nach Quantität und Frequenz ein hoher Konsum von meist hochprozentigen Alkoholika und entsprechende Exzesse toleriert werden.

Alkoholkonsum und -mißbrauch sind innerhalb der genannten großen Kulturformen in bestimmten Subkulturen (als Ausdruck normativer Entfremdung) und zu bestimmten Zeiten des Jahres (Karneval, Volksfeste) unterschiedlich. Es gibt auch Unterschiede je nach Besiedlungsdichte. In Großstädten, aber auch vielfach auf dem „Land" wird oft mehr Alkohol konsumiert als in Klein- und Mittelstädten. In vielen Ländern verlagert sich der Alkoholkonsum von Gaststätten in die Wohnungen, zumindest bei der Bevölkerung jenseits der Adoleszenz.

Soziales Umfeld, Beruf und Familie, finanzielle Situation

Änderungen im sozialen Umfeld, die das Erleben der Person wesentlich positiv wie negativ beeinflussen, können Faktoren im Bedingungsgefüge des Alkoholismus darstellen. Besonders folgende Ereignisse sollten hervorgehoben werden:

- Umzug vom Land in die Stadt und umgekehrt
- Flüchtlingsschicksal

- Arbeitslosigkeit
- Wohnungslosigkeit und Nichtseßhaftigkeit

Dabei ist allerdings zu berücksichtigen, daß sie häufig unspezifische Stressoren darstellen und bei einigen, wie im Fall von Arbeitslosigkeit und Obdachlosigkeit, zirkuläre Prozesse bestehen können. Bei vielen verstärken sich die Alkoholprobleme im Vergleich zur Zeit der Berufstätigkeit. Alkohol wird zur Abschwächung des Erlebens von Lebensproblemen eingesetzt. Besonders betroffen sind Alleinlebende oder langfristig Arbeitslose und Menschen mit hohen finanziellen und psychosozialen Belastungen. Im 18. und 19. Jahrhundert war in den verarmten, sozial unterprivilegierten Schichten vieler Länder der Alkoholismus weit verbreitet. Dieser „Elends-Alkoholismus" existiert heute kaum mehr. Vielmehr sind (in der westlichen Industriegesellschaft) die Zusammenhänge zwischen „freiem Geld" und Alkoholmißbrauch nicht einheitlich: Er kann bei Geldnot wie bei Geld-Überfluß vermehrt auftreten, was durch eine Verstärkung vorhandener Konsumtendenzen in der jeweiligen Belastungssituation erklärt wird.

In der Häufigkeit des Alkoholismus gibt es in vielen Ländern erhebliche Unterschiede zwischen den Geschlechtern und Berufsgruppen. Nach Untersuchungen aus den siebziger Jahren in den alten Bundesländern ist die Häufigkeit des Alkoholismus bei ungelernten männlichen Arbeitern, Selbständigen, Unternehmern und Freiberuflern am höchsten. Bei Frauen ist der Anteil der Alkoholikerinnen in den oberen Sozialschichten am höchsten (vgl. Kapitel VII.2). In diesem Zusammenhang ist auf eine mögliche Rollenunterlastung bei gehobenem Lebensstandard und häufiger Abwesenheit des Partners hinzuweisen. Die Ursachen des Frauenalkoholismus, der in früheren Jahrhunderten selten war, sind aber sicher vielfältiger. Partnerkonflikte spielen bei Frauen wohl eine größere Rolle als bei Männern, aber auch die Tendenz einer Verlagerung des Alkoholkonsums in die Wohnungen. Bestimmte Berufe bringen offenbar eine besondere Alkoholismusgefährdung mit sich. Es sind dies vor allem Berufe, die mit der Produktion und dem Vertrieb von Alkoholika zu tun haben. Das Abhängigkeitspotential von Alkohol erhöht sich ferner, wenn er als Mittel zur Streßreduktion bei instrumentellen Belastungen (Arbeitsanfall, Arbeitstempo, Schichtarbeit), bei sozioemotionalen Belastungen (Kontrolle, Konkurrenz, Eintönigkeit, wenig Verdienst und Aufstiegschancen) und bei fehlenden „Dispositionsspielräumen" bei der Arbeit eingesetzt wird, aber auch dann, wenn es viel Gelegenheit zum Alkoholkonsum gibt, wie bei ausufernden sozialen Kontakten und bei einem hohen Maß an Verhaltensautonomie.

Die sozialpsychologischen Einflüsse der Familie auf die Alkoholismusgefährdung sind in der Mitte des 20. Jahrhunderts bei den Wissenschaftlern auf großes Interesse gestoßen. Vor allem unter männlichen Alkoholikern überwiegen die Letztgeborenen einer Geschwisterreihe, unabhängig von der Geschwisterzahl. Ähnliches findet sich allerdings auch bei anderen psychiatrischen Patienten. Zur Erklärung dieser Beobachtungen hat man darauf hingewiesen, daß die Schlußstellung in der Geschwisterreihe ein besonderes Abhängigkeitsverhältnis zu den Eltern mit sich bringt. Die Berufstätigkeit der Mutter hat keinen nachweisbar negativen Einfluß, wohl jedoch das kontinuierliche Fehlen einer Bezugsperson. Besonders problematisch ist die „broken-home"-Situation, solange die Kinder unter 12 Jahre alt sind. Auch das Verhältnis der Jugendlichen zu ihren Eltern ist sehr wichtig. Zum Beispiel hatten 29 % der alkoholgefährdeten Jugendlichen Bayerns ein ausgesprochen schlechtes Verhältnis zu ihrem Vater, also etwa fünfmal soviel wie die nicht alkoholgefährdeten. Alkoholgefährdete Jugendliche betrachten den Erziehungsstil ihrer Väter häufig als autoritär (54 %) oder „labil" (21 %). Alkoholiker stammen meist aus Elternhäusern, in denen der Vater trank. Aber auch Nicht-Alkoholiker hatten strenge Eltern. Diese Befunde werden meist dahingehend interpretiert, daß Kinder aus Alkoholikerfamilien keine eindeutige Haltung gegenüber dem Alkohol entwickeln konnten. Verschiedene Untersuchungen befaßten sich mit der Rolle der Partnerinnen von Alkoholikern. Mit Hilfe von Persönlichkeitstests wurden drei Typen definiert: die dominierende, die masochistische und die indifferent-passive

Frau. Dabei zeigte sich weiter, daß solche Persönlichkeitsentwicklungen der Frauen sowohl vor Beginn der Beziehung zum betroffenen Mann wie auch hinterher, also sekundär entstanden sein können.

5. Zusammenfassende Darstellung der Entstehung von Alkohol-Abhängigkeit

Weder die biologischen, noch die psychologischen oder soziologischen Ansätze allein können das komplexe Geschehen der Entstehung von Abhängigkeit (Sucht), also auch von Alkoholismus, erklären. Erst eine Zusammenschau aller Faktorengruppen unter systemischen Gesichtspunkten kann der Vielfalt der Gegebenheiten gerecht werden. Sie geht davon aus, daß sich die Bedingungsfaktoren als Regelkreise gegenseitig beeinflussen, meist im Sinne einer Verstärkung nach Art eines *Teufelskreises,* wie er mit folgendem Schema dargestellt werden kann (Abb. 2):

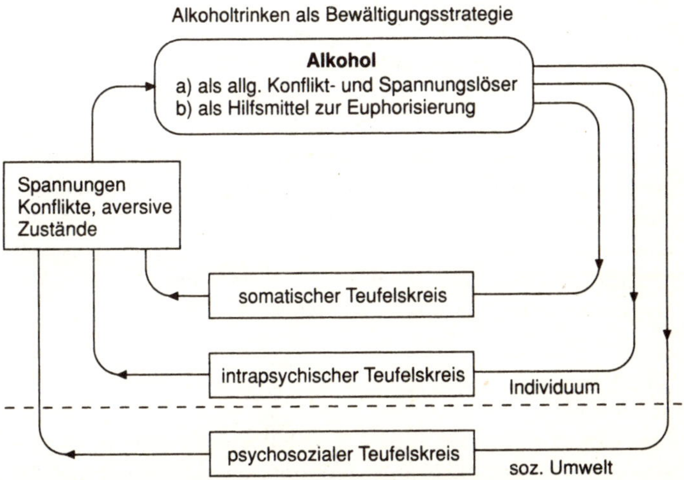

Abb. 2: Teufelskreise der Alkoholabhängigkeit
(aus: H. Küfner: Wiener Z. Suchtforsch. 4 [1981] 3).

IV. Alkoholbedingte Folgeschäden

1. Medizinische Folgeschäden

Die Zahl der körperlichen Krankheiten, die mit großer Wahrscheinlichkeit auf Alkoholmißbrauch und Alkoholabhängigkeit zurückzuführen sind, hat sich im Laufe der letzten Jahrzehnte erheblich vergrößert. Es gibt kaum ein Organsystem, an dem Forschungen nicht bisher unbekannte Syndrome oder Krankheiten aufgezeigt hätten, die mit dem Alkoholmißbrauch ursächlich in Verbindung gebracht werden müssen oder wo bei altbekannten Krankheiten der Alkoholmißbrauch als alleinige oder partielle Ursache wahrscheinlich gemacht werden könnte.

Andererseits können die meisten sogenannten Alkoholfolgekrankheiten auch weitere oder andere Ursachen als den Alkohol haben. Ein weiteres Problem ist die unterschiedliche individuelle Verträglichkeit des Alkohols, die zunächst mit den genetisch bedingten Variationen der alkoholabbauenden Enzyme, besonders der ADH (vgl. Kapitel III.2), zusammenhängt, vor allem aber mit der Entwicklung von Toleranz, die vorwiegend auf der Funktionssteigerung (Induktion) des MEOS beruht. Es gibt aber auch unterschiedliche Empfindlichkeit (Vulnerabilität) der einzelnen Organsysteme, z.B. der Leber. Auf die Wirkung des Alkohols auf einzelne Organsysteme, also die Pathophysiologie, wurde in Kapitel III. bereits eingegangen. Im nachfolgenden sollen unter klinischen Gesichtspunkten einige alkoholbedingte Krankheiten systematisch beschrieben werden, die entsprechend ihrer Häufigkeit und ihren praktischen Konsequenzen ausgewählt wurden.

Akute Alkoholvergiftung („Alkoholrausch“)

Das klinische Bild der akuten Alkoholvergiftung ist umgangssprachlich unter dem Namen „Alkoholrausch“ bekannt. Alkoholvergiftungen sind häufig, doch genaue Zahlen sind schwer erhältlich. Ihr Anteil unter den Aufnahmen auf Entgiftungsstationen allgemeiner Krankenhäuser hängt von den örtlichen Gegebenheiten ab. Im allgemeinen dürfte er etwa 20 % aller Aufnahmen auf solchen Stationen betragen. Alkohol wirkt schon in relativ kleinen Mengen stark giftig. Bei einem BAS von etwa 3 ‰ weisen die meisten Menschen, sofern sie nicht eine Toleranz gegenüber Alkohol (vgl. Kapitel II.1) erworben haben, das klinische Bild einer deutlichen Alkoholvergiftung auf. Bei Menschen mit tödlich verlaufenen Alkoholvergiftungen werden meist BAS von 5 ‰–8 ‰ festgestellt. Es sind aber auch schon Todesfälle bei wesentlich niedrigeren BAS beschrieben worden. Das Gehirn von Kindern und alten Menschen ist wesentlich anfälliger gegenüber der akuten Alkoholwirkung. Maßgebend für die individuelle Ausprägung eines Alkoholrausches sind nicht nur der BAS, sondern auch viele andere Faktoren wie die körperliche Konstitution, die Persönlichkeitsstruktur, die gegenwärtige körperliche und psychische Verfassung und schließlich auch die äußere Umgebung. Aus diesen Einschränkungen ergibt sich, daß die Höhe des BAS allein nur Hinweise auf die Schwere des Alkoholrausches geben kann, aber keinen zuverlässigen Gradmesser für dessen Gefährlichkeit darstellt. Ferner läßt sich daraus schließen, daß der experimentellen Wiederholbarkeit eines Alkoholrausches, etwa aus gerichtsmedizinischen Gründen, enge Grenzen gesetzt sind.

Bei Alkoholräuschen lassen sich verschiedene Stadien unterscheiden. Es ist darauf hinzuweisen, daß die nachfolgenden BAS-Angaben unter den oben genannten Vorbehalten zu verstehen sind und daß der Alkoholgeruch der Ausatemluft („Alkoholfahne“) ein eher unsicheres Zeichen darstellt. Er kann schon bei geringem BAS auftreten, andererseits manchmal auch bei hohem BAS fehlen. Die Stadien sind durch folgende Symptome gekennzeichnet:

1. *Leichte Räusche* (BAS 0,5 – 1,5 ‰):
   Vermehrter Rede- und Tätigkeitsdrang, subjektives Gefühl erhöhter Leistungsfähigkeit. Leichte Störung des Gehvermögens und anderer psychomotorischer Leistungen (Artikulationsstörungen!).

2. *Mittelschwere Räusche* (BAS 1,5 – 2,5 ‰):
   Euphorische Glücksstimmung oder aggressive Gereiztheit. Verminderung der Selbstkritik, Enthemmung. (Das Verhalten ist stark abhängig von der jeweiligen äußeren Situation.) Starke psychomotorische Unsicherheit, besonders Gehstörungen. Im späteren Verlauf Müdigkeit, die sich bis zur Benommenheit steigern kann.
3. *Schwere Rauschzustände* (BAS über 2,5 ‰ und erheblich höher):
   Schwere Bewußtseinsstörungen mit unmotivierter starker Erregung und Angst. Verlust der Orientierung und des Realitätsbezugs. Steigerung der Benommenheit bis zur völligen Bewußtlosigkeit. Zunächst können noch Reaktionen auf Schmerzreize (z.B. bei Kneifen) erhalten sein, die mit zunehmender Schwere der Vergiftung verschwinden. Es kommt schließlich zu lebensbedrohlichen Atem- und Kreislaufstörungen.

Bei schweren Bewußtseinsstörungen ist immer an anderweitige Vergiftungen oder an gleichzeitige Schädel-Hirn-Verletzungen zu denken, weshalb unbedingt eine notärztliche Versorgung erforderlich ist.

In seltenen Fällen kann es zu *pathologischen Räuschen* kommen, die vor allem durch *Dämmerzustände* mit exzessiver Aggressivität gekennzeichnet sind. Sie können schon nach (relativ) geringen Alkoholmengen auftreten und sich innerhalb weniger Minuten entwickeln. Der pathologische Rausch klingt meist in wenigen Stunden (mit einem Tiefschlaf) ab. Hinterher besteht meist ein Gedächtnisverlust (Amnesie).

Alkohol-Entzugs-Syndrom

Das Alkohol-Entzugs-Syndrom tritt nach Unterbrechung oder abrupter Verminderung eines (erheblichen) Alkoholkonsums auf. Ähnliche Erscheinungen werden beim Entzug von Substanzen vergleichbarer Wirkung, vor allem bei Schlaf- und Beruhigungsmitteln und Opiaten beobachtet. Sie lassen sich durch erneuten Konsum des Mittels wieder schnell beseitigen.

Leichtere Formen des Entzugs-Syndroms sind seit Jahrhunderten bekannt und wurden lange Zeit von den Folgen eines Alkoholrausches („Kater") nicht unterschieden. Das Alkohol-Entzugs-Syndrom wurde jedoch erst 1953 fachwissenschaftlich beschrieben und in seiner Entstehung aufgeklärt. Das klinische Bild ist charakterisiert durch eine Vielzahl von Symptomen in verschiedenen Organsystemen, die in unterschiedlicher Intensität auftreten können und einige Tage bis wenige Wochen andauern. Die wichtigsten sind:

Magen-Darm-Störungen: Appetitstörungen, Brechreiz, Erbrechen, Durchfälle. Vegetative Störungen: Schweißneigung, Schlafstörungen. Kreislaufstörungen: Herzklopfen, Pulsbeschleunigung. Neurologische Störungen: Zittern, Gleichgewichtsstörungen, epileptische Anfälle. Psychische Störungen: Angst, vermehrte Reizbarkeit, Depressionen, Gedächtnisstörungen, auch Störungen der Bewußtseinslage und Sinnestäuschungen (Halluzinationen).

Die Untersuchung der biologischen Umstände ihrer Entstehung war von großer Bedeutung für das Verständnis der Wirkung von Alkohol und vergleichbarer Substanzen sowie für die Erforschung der Entstehung und Behandlung von anderen, besonders gefährlichen Folgekrankheiten chronischen Alkoholmißbrauchs, vor allem des Alkoholdelirs.

Erkrankungen der Leber

Das Spektrum der alkoholbedingten Lebererkrankungen reicht von der Fettleber (ohne entzündliche Veränderungen) über verschiedene Formen der Leberentzündung (Hepatitis) bis hin zur Leberzirrhose, die mit einem Untergang der Leberzellen und deren Ersatz durch ein Stützgewebe (Fibrose) einhergeht. Man kann eine kompensierte, chronische Verlaufsform von einer dekompensierten, aktiven unterscheiden. Bei der inaktiven Form bestehen Appetitlosigkeit, Müdigkeit, Völlegefühl. Bei der dekompensierten Form kommen schwere Magen-Darm-Beschwerden mit Erbrechen und Durchfällen hinzu. Es entwickeln sich eine Bauchwassersucht (Aszites) und Krampfadern (Varizen) in der Speiseröhre, die zu schweren Blutungen führen können. Schließlich können auch Symptome auftreten, die auf eine Hirnbeteiligung hinweisen (Hepatoenzephalopathie): Bewußtseinsstörungen, Depressionen, Zittern, Koordinationsstörungen. Die dekompensierte Leberzirrhose führt meist zum Tode. Leberzirrhose ist eine der häufigsten Todesursachen bei Alkoholikern und außerdem ein Risikofaktor für die Entwicklung von Leberkrebs (vgl. Alkohol und Krebs). Während man früher annahm, die seit langem bekannte „Säuferleber" würde durch giftige Begleitstoffe, die in vielen alkoholischen Getränken enthalten sind, verursacht, haben neuere Untersuchungen gezeigt, daß schon der Alkohol allein das Lebergewebe direkt schädigt. Durch Alkohol entsteht eine Enzyminduktion, die schließlich zu Substanzen führt, die die Leberzellen beeinträchtigen. Außerdem spielen immunologische Faktoren besonders bei der Alkoholhepatitis, aber auch bei der Leberzirrhose eine wichtige Rolle. Diese Immunstoffe (Antikörper) richten sich zum einen gegen lebereigene Stoffe, zum anderen gegen Abkömmlinge des Acetaldehyd. Die alkoholbedingten Leberschädigungen können nur erfolgreich behandelt werden, wenn eine strikte Alkoholabstinenz über Jahre eingehalten wird. Die Spätstadien der Leberzirrhose lassen sich (außer durch eine Lebertransplantation) nicht mehr wesentlich therapeutisch beeinflussen, auch nicht durch Alkoholabstinenz.

Erkrankungen der Bauchspeicheldrüse

Entzündungen der Bauchspeicheldrüse (Pankreatitis) sind relativ selten. Es lassen sich akute und chronische Formen unterscheiden. Die klinischen Symptome bestehen vor allem in heftigen Bauchschmerzen mit Ausstrahlung in den Rücken.

Erkrankungen der oberen Verdauungswege

Akuter und chronischer Alkoholkonsum kann die Schleimhaut der Verdauungswege, besonders in ihren oberen Abschnitten Mundhöhle, Speiseröhre und Magen, direkt und indirekt schädigen. Direkte Schädigungen werden meist durch hochkonzentrierte alkoholische Getränke verursacht, zu indirekten Schädigungen kommt es durch die Sekretion von Säuren, Hormonen und Enzymen, die bei der Verdauung und Aufnahme (Absorption) des Alkohols eine Rolle spielen. Chronischer Alkoholkonsum führt zu einer Reduktion der Speichelsekretion und zu Entzündungen der Schleimhaut der Zunge, des Mund- und Rachenraums sowie der Speiseröhre, vor allem aber zu Krebserkrankungen in diesem Bereich. Dabei spielen auch die karzinogenen Einflüsse des Tabakabusus eine Rolle, der oft mit dem Alkoholmißbrauch verknüpft ist. Häufig kommt es bei Alkoholmißbrauch zu einer Verschlechterung der Beweglichkeit (Motilität) der Muskulatur der unteren Speiseröhre, was zu einem Rückfluß (Reflux) von Sekret aus dem Magen in die Speiseröhre führt. Dies wiederum wird zur Ursache für verschiedene, vor allem entzündliche Veränderungen und sogar Verengungen (Stenosen) der Schleimhaut der unteren Speiseröhre (Barrett-Syndrom).

Erkrankungen des Magens und des Darms

Chronischer Alkoholmißbrauch führt häufig zu Magenschleimhautentzündungen (Gastritis). Dagegen ist noch nicht geklärt, ob er auch zu vermehrtem Auftreten von Geschwüren des Magens oder des Zwölffingerdarms prädisponiert. Wahrscheinlich ist aber chronischer Alkoholmißbrauch eine Mitursache für chronische Schleimhautschädigungen des Dünndarms, die eine vermehrte Durchlässigkeit für verschiedene Schadstoffe, vor allem für Bakteriengifte zur Folge haben. Außerdem werden dadurch die Transportprozesse des Darms für Nahrungsstoffe, Vitamine und Mineralien gestört (Malabsorption).

Erkrankungen des Herz-Kreislaufsystems

Die wichtigste Alkoholfolgekrankheit des Herzens ist eine Erkrankung des Herzmuskels (Alkohol-Kardiomyopathie). Sie führt zu einer Erweiterung des Herzens, die mit einer ungenügenden Herzleistung (Herzinsuffizienz) und vermehrter Herzfrequenz (Tachykardie) einhergeht. Die Schädigung des Herzmuskels kann schon bestehen, lange bevor der Betroffene selbst klinische Symptome bemerkt. Die Krankheit ist zwar ziemlich selten, hat aber eine schlechte Prognose. Alkoholabstinenz ist eine Voraussetzung für eine Besserung. Weitere Alkoholfolgeschäden des Herzens sind Rhythmusstörungen, die nach akuten Alkoholexzessen wie nach chronischem Mißbrauch auftreten können. Ferner kann chronischer Alkoholmißbrauch (von mindestens 60–80 g täglich) zu einem *Bluthochdruck* führen, der nach Alkoholabstinenz wieder abklingt. Andererseits ist nachgewiesen worden, daß Alkohol in geringen bis mäßigen Mengen (10–70 g täglich) bei beiden Geschlechtern das Herzinfarkt-Risiko reduziert. Dies kann mit alkoholbedingten Veränderungen in der Blutfett-Zusammensetzung zu tun haben. Wird diese Grenze überschritten, steigt die Mortalität wieder steil an (vgl. Kapitel VI.1).

Muskelerkrankungen (Myopathie)

Man unterscheidet eine akute und eine chronische Form. Die akute Myopathie ist selten. Sie tritt nur bei etwa 5 % aller Alkoholiker auf. Sie kann schon nach einem einzigen Alkoholexzeß einsetzen. Der Myopathie liegt ein Untergang von Muskelfasern zugrunde. Deshalb geht sie mit Muskelschmerzen und Druckschmerz der Muskulatur einher. Die chronische Form ist dagegen ziemlich häufig. Sie tritt bei etwa 30 % bis 50 % aller Alkoholiker auf und entwickelt sich schleichend. Sie führt zu Muskelschwäche und Muskelschmerzen, ferner zu Muskelkrämpfen und Koordinationsstörungen beim Gehen. Dabei kommt es zu einer Verminderung des Muskelfaserdurchmessers. Es bestehen Beziehungen zwischen den alkoholbedingten Erkrankungen der Skelettmuskulatur und der Herzmuskulatur (alkoholische Kardiomyopathie). Ursächlich spielen neben der direkten Alkoholwirkung auch die bei Alkoholikern häufige Mangelernährung (Mangel durch Resorptionsstörungen vor allem der B-Vitamine und des Vitamins D), ferner alkoholbedingte Leberschädigungen und neurologische Störungen (Polyneuropathie), alkoholbedingte Hormonstörungen und Mangel an körperlicher Bewegung (Inaktivität) eine Rolle. Die alkoholische Myopathie bildet sich unter strikter Alkoholabstinenz wieder zurück.

Knochenerkrankungen

Alkoholiker leiden vermehrt unter Knochenschwund (Osteoporose), was dazu beiträgt, daß es bei ihnen häufiger als bei der Durchschnittsbevölkerung (schon bei geringfügigen Traumen) zu Knochenbrüchen kommt. Dafür werden neben der direkten Wirkung von Alkohol bzw. des Alkohol-Stoffwechselprodukts Acetaldehyd auf die Knochenzellen auch Störungen des Mineralstoffwechsels (Kalzium, Magnesium), des Vitaminstoffwechsels (Vitamin D) und des Hormonstoffwechsels (Hormon der Nebenschilddrüse: Parathormon) verantwortlich gemacht.

Alkohol und Krebs

Klinische Untersuchungen zeigen übereinstimmend, daß chronischer Alkoholmißbrauch das Risiko erhöht, einen bösartigen Tumor im Mund-, Rachen- und Kehlkopfbereich zu entwikkeln. Die Gefährdung ist hier abhängig von der Art des alkoholischen Getränks: Sie ist bei Spirituosen deutlich höher als bei Bier und Wein. Dies gilt auch für den Speiseröhrenkrebs (Ösophagus-Karzinom). Diese Risiken erhöhen sich noch weiter, wenn gleichzeitig geraucht wird. Die alkoholbedingte Leberzirrhose stellt ein Vorstadium (Präkanzerose) für den Leberzellkrebs dar. Dabei ist die Rolle von gleichzeitig bestehenden Infektionen mit dem Hepatitis B-Virus oder dem Hepatitis C-Virus noch unklar. Neuere epidemiologische Untersuchungen zeigen, daß regelmäßiger Konsum schon geringer Mengen Alkohols das Krebsrisiko für den Enddarm (Rectum) und die weibliche Brustdrüse erhöht. Allerdings sind die Ergebnisse dieser Untersuchungen widersprüchlich. Die Rolle des

Alkohols bei der Krebsentstehung ist kompliziert. Alkohol selbst ist nämlich kein Karzinogen, kann aber die Empfänglichkeit verschiedener Organe gegenüber chemischen Karzinogenen (z. B. Nitrosaminen) durch eine Vielzahl von Mechanismen steigern.

Sonstige innere Krankheiten

Alkoholiker neigen vermehrt zu *Erkrankungen der Atemorgane,* besonders wenn gleichzeitig ein Tabakmißbrauch besteht. Deshalb kommt es häufig zu Lungenentzündungen. Außerdem findet man bei männlichen Alkoholikern oft Lungentuberkulose. Dies wird mit der alkoholbedingten Schädigung der Immunabwehr in Zusammenhang gebracht, die offenbar auch eine entscheidende Ursache dafür ist, daß bei Alkoholikern das Auftreten von *Infektionskrankheiten* erhöht ist.

Im folgenden sollen noch einige internistische Krankheitsgruppen kurz erwähnt werden, bei denen Alkoholmißbrauch ebenfalls eine Rolle spielt. Es handelt sich dabei um

Veränderungen des blutbildenden Systems

- Die Verminderung der Blutplättchen (Thrombozyten) und die Reduktion des Fibrinogen-Spiegels haben eine Verringerung der Blutgerinnungsfähigkeit zur Folge. Diese beiden Veränderungen können sich auch positiv hinsichtlich des Herzinfarktrisikos auswirken.
- Die Verminderung der weißen Blutzellen (Lymphozyten) kann zu einer Schwächung der Immunabwehr beitragen.
- Veränderung der Funktion der gekörnten weißen Blutzellen (Granulozyten), was zu einer weiteren Verschlechterung der Infektabwehr führt.

Stoffwechselstörungen

- Bei Veränderung des Cholesterinspiegels kommt es zu einem Anstieg der günstigen Anteile (HDL-Cholesterin) und zu einer Reduktion der ungünstigen Anteile (LDL-Cholesterin) (vgl. Kapitel III.1). Diese Veränderung wird ebenfalls als Erklärung der Verminderung eines Herzinfarktrisikos herangezogen.

- Auch sind Veränderungen des Mineralstoffwechsels (Vermehrung von Eisen, Verminderung von Zink, Kalzium, Magnesium) festzustellen.
- Mangel an Vitamin A aufgrund von Veränderungen des Vitaminstoffwechsels gilt als Ursache für die Verschlechterung des Nachtsehens bei Alkoholikern. Auch der Stoffwechsel der Vitamine der B-Gruppe ist gestört. Die behinderte Aufnahme von Vitamin B 1 (Thiamin) kann bei verschiedenen neurologischen Alkoholfolgekrankheiten eine Rolle spielen. Schließlich findet man bei Alkoholikern auch Senkungen des Vitamin-B-12-Spiegels, was zu Störungen des blutbildenden Systems führt. Auch der Vitamin-D-Stoffwechsel ist beeinträchtigt, was zur Entstehung von alkoholbedingten Knochenerkrankungen beiträgt.

Veränderungen des Hormonsystems. Alkohol führt zu Störungen der wichtigsten hormonellen Regelkreise: des Regelkreises der Schilddrüse, der Nebenschilddrüse (Parathyreoidea), der Nebennierenrinde und der Keimdrüsen. Durch Schädigung des Hodens kommt es zu einer Verminderung der Produktion von Spermien und männlichen Sexualhormonen (Androgenen), was mit Libidoverlust und Impotenz einhergeht. Bei Frauen kommt es zur Erhöhung der weiblichen Sexualhormone, vor allem der Östrogene, aber auch der Gelbkörperhormone.

Erkrankungen des Nervensystems

Das Nervensystem gehört zu den Organen, die besonders häufig und intensiv durch Alkohol geschädigt werden. Alle Anteile dieses Systems, das Gehirn und Rückenmark ebenso wie die peripheren Nerven können betroffen sein. Schon die obenerwähnten akuten Alkoholschädigungen wie akute Alkoholvergiftung und das Alkohol-Entzugs-Syndrom sind hier zu nennen. Im folgenden sollen die wichtigsten Folgekrankheiten des Nervensystems besprochen werden, die bei chronischem Alkoholmißbrauch auftreten.

Hirnveränderungen

Bei mehrjährigem chronischem Alkoholmißbrauch sind häufig *allgemeine (morphologische) Hirnveränderungen* festzustellen, die sich in vivo vor allem mit bildgebenden Verfahren erkennen lassen. Dabei finden sich Zeichen, die auf eine Schrumpfung bestimmter Hirnabschnitte, vor allem des Stirn- und Schläfenhirns hindeuten, was sich an einer Erweiterung der Hirnkammern zeigt. Auch das Kleinhirn ist oft geschrumpft. Diese apparativ erhobenen Befunde können durch pathologisch-anatomische Untersuchungen an Gehirnen von verstorbenen Alkoholikern bestätigt werden. Auch die mit neurophysiologischen Methoden (z. B. EEG, evozierte Hirnpotentiale) darstellbaren Hirnfunktionen erweisen sich als beeinträchtigt. So ergeben sich bei etwa 50 % der Alkoholiker erhebliche EEG-Veränderungen, ohne daß allerdings ein für sie typisches Muster gefunden werden konnte. Auch die Hirndurchblutung ist vermindert. Diesen morphologisch und physiologisch nachweisbaren Veränderungen stehen entsprechende *psychische Auffälligkeiten* gegenüber, die sich testpsychologisch nachweisen lassen. Dabei ist aber zu bedenken, daß sich Charakteristika der Grundpersönlichkeit mit alkoholbedingten Schädigungsfolgen vermischen können. Diese psychischen Störungen betreffen vor allem:

Aufmerksamkeit, Wahrnehmungsfähigkeit (vor allem das räumliche Unterscheidungsvermögen), Konzentrationsfähigkeit, Gedächtnis (vor allem das verbale Gedächtnis), Lernfähigkeit, Abstraktionsfähigkeit, Problemlösungsvermögen, Motorik (besonders die Feinmotorik).

Es handelt sich also um eine mehrschichtige Schädigungsstruktur, wobei die einzelnen Leistungen nicht immer deutlich voneinander abgehoben werden können. Je länger der Alkoholmißbrauch gedauert hat, desto mehr ähneln die diagnostizierten psychischen Störungen solchen bei andersartigen Hirnschädigungen wie z. B. Hirntraumen.

Durch zusätzliche Symptome wie Orientierungsstörungen, Störungen des Antriebs und der kognitiven Leistungen kann es zum Vollbild eines *organischen Psychosyndroms* kommen. Wenn noch schwere Störungen des Gedächtnisses, der Abstraktionsfähigkeit und Urteilsfähigkeit hinzutreten, können sie das Ausmaß einer mehr oder minder ausgeprägten Persönlichkeitsveränderung bzw. einer Demenz erreichen.

Unter dem Namen *Wernicke-Korsakow-Enzephalopathie*, der auf die Erstbeschreiber zurückgeht, werden zwei Krankheitsbilder zusammengefaßt, die ursprünglich getrennt dargestellt wurden, nach neueren Auffassungen aber verschiedene Stadien der gleichen Störung sind. Es handelt sich dabei um schwere Hirnschädigungen, die meist mit einer Alkohol-Polyneuropathie (s. unten) einhergehen. Ihnen liegt in erster Linie ein Mangel an Vitamin B 1 zugrunde, der oft dadurch entsteht, daß bei Alkoholikern nicht nur die Zufuhr dieses Vitamins ungenügend ist, sondern auch dessen Aufnahme und Verarbeitung im Organismus. Etwa 3–5 % aller Alkoholiker sind davon betroffen, meist im 5.–6. Lebensjahrzehnt. Die Krankheitserscheinungen – Sehstörungen, Gang- und Standunsicherheit – setzen meist ganz akut ein. Hinzu kommen oft Krampfanfälle und psychische Störungen: Bewußtseinsveränderungen mit deliranten Zuständen. Wenn diese akuten Störungen abgeklungen sind, bleiben meist schwere psychische Ausfälle zurück. Die Kranken sind dann unfähig, sich neue Gedächtnisinhalte einzuprägen. Sie können aber auch Dinge aus ihrem Altgedächtnis oft nicht mehr reproduzieren. Gedächtnislücken werden manchmal durch frei erfundene Einfälle (Konfabulationen) ausgefüllt. Auffassungsfähigkeit und Spontaneität sind vermindert. Sie sind apathisch und desorientiert geworden. Auch bei völliger Alkoholabstinenz und Behandlung mit entsprechenden Vitaminen ist die Prognose ungünstig. Nur in höchstens 20 % der Fälle kommt es zu einer Heilung; bei den meisten bleiben Ausfälle auf Dauer bestehen, etwa 20 % bleiben völlig ungebessert. Die Sterblichkeit ist hoch (etwa 17 %).

Die seltene *Alkoholische Kleinhirnschädigung* tritt im mittleren Lebensalter auf und ist durch einen Schwund des Kleinhirns gekennzeichnet. Die klinischen Zeichen sind Gleichgewichtsstörungen des Rumpfes und der Beine, was sich vor allem in Gangstörungen äußert. Hinzu kommen meist ein starkes Zittern (Tremor) der Hände und Sprachstörungen (Lallen, Verwaschenheit). Auch hier spielt neben dem Alkohol ein Mangel an B-Vitaminen ursächlich eine wichtige Rolle.

Das *Alkoholdelir (Delirium tremens)* ist eine relativ häufige Störung, an der etwa 5–15 % aller Alkoholiker erkranken, von denen etwa 20 % weitere Delirien im späteren Verlauf ihrer Alkoholkarriere durchmachen. Das Alkoholdelir tritt nur nach jahrelangem schweren Alkoholmißbrauch (aller Alkoholika einschließlich Bier) auf, häufig nach kontinuierlichem Trinken. Als Vorboten finden sich meist Zeichen, die auch beim Alkohol-Entzugs-Syndrom (s. Kapitel IV.1) zu beobachten sind. Man hat das Alkoholdelir deswegen auch als die höchste Stufe des Alkohol-Entzugs-Syndroms angesehen. Tatsächlich tritt es häufig nach einem Alkohol-Entzug auf, oft auch in Zusammenhang mit einer anderen akuten Erkrankung (z.B. Unfall, Lungenentzündung, Operation). Es gibt jedoch Fälle, bei denen sich keine nennenswerte Reduktion des Alkoholkonsums vor dem Ausbruch des Alkoholdelirs wahrscheinlich machen läßt. Die ersten Erscheinungen sind meist Zittern, Schwitzen, Angst und Magen-Darm-Störungen. Manchmal beginnt es mit einem epileptischen Krampfanfall. Innerhalb kurzer Zeit entwickelt sich dann das Vollbild des Delirs. Die Kranken sind erregt, nicht im Bett zu halten und laufen hin und her. Sie sind desorientiert, vor allem hinsichtlich Ort, Zeit und Situation, während sie über ihre Personalien noch Bescheid wissen. Häufig sind Verkennungen und Halluzinationen, meist optischer Art (z.B. kleine bewegte Gegenstände wie Fäden und Mücken; die sprichwörtlichen „weißen Mäuse" werden selten genannt). Manche Kranke sind ausgesprochen kritiklos und leicht suggestibel. Ihre Stimmung ist schwankend, manchmal heiter, dann wieder ängstlich und gereizt. Sie sind schlafgestört, haben einen schnellen Puls (Tachykardie), manchmal auch Fieber. Die Krankheit dauert unbehandelt meist etwa 4–10 Tage und klingt dann wieder ab, sofern sie nicht zu einer Wernicke-Korsakow-Enzephalopathie oder zum Tod führt. Die Behandlung muß immer stationär durchgeführt werden. Unbehandelt sterben etwa 15 % der Patienten innerhalb weniger Tage. Erst seit wenigen Jahrzehnten gibt es eine wirksame Therapie. Trotzdem beträgt die Sterberate immer noch etwa 1 %.

Alkohol führt nicht selten zu *verschiedenartigen Bewegungsstörungen,* von denen das Zittern (Tremor) die häufigste ist. Tremor ist eine Störung, die verschiedene Ursache haben kann, z. B. chemische Substanzen. Bei bestimmten Formen ist die Ursache unbekannt oder wird mit psychischen Störungen in Verbindung gebracht. Es ist deswegen nicht überraschend, daß Alkohol hier therapeutisch wirksam sein kann. Der alkoholische Tremor betrifft besonders die Extremitäten. Er tritt am häufigsten beim Alkoholentzug und beim Alkoholdelir auf, weshalb dieses ursprünglich „Delirium tremens“ genannt wurde. Manche Tremorarten hängen auch mit alkoholbedingten Lebererkrankungen und Kleinhirnschädigungen zusammen.

Etwa 20–45 % aller Alkoholiker weisen Zeichen der *Alkohol-Polyneuropathie* auf, bei der die peripheren Nerven geschädigt worden sind. (Der Alkoholmißbrauch ist übrigens die wichtigste Ursache aller Schädigungen der peripheren Nerven!). Alkoholkranke Frauen werden häufiger als alkoholkranke Männer davon befallen. Meist tritt diese Krankheit zwischen dem 40. und 60. Lebensjahr auf. Hauptursache ist die direkte Giftwirkung des Alkohols. Der Mangel an Vitaminen der B-Gruppe, vor allem an Vitamin B 1, kann eine zusätzliche Rolle spielen. Die Krankheit entwickelt sich langsam. Die ersten Krankheitserscheinungen bestehen meistens in schmerzhaften Mißempfindungen wie Kribbeln, Taubheitsgefühl und Brennen an den Extremitäten, vorwiegend an den Beinen. Muskelkrämpfe und Muskelschwäche werden ebenfalls sehr häufig beobachtet. Die Muskelkraft läßt nach, was sich an den Beinen vor allem in Form von Geh-Unsicherheit äußert. Manchmal läßt sich ein leichter Muskelschwund beobachten. In schweren Fällen kann es zu ausgeprägten Lähmungen kommen. Außerdem werden nicht selten vegetative Störungen wie vermehrte Schweißneigung und Hautveränderungen beobachtet. In den Anfangsstadien läßt sich die Erkrankung schon durch entsprechende elektrophysiologische Untersuchungen wie dem Elektromyogramm (EMG) feststellen.

Es gibt verschiedene *andere Erkrankungen des Nervensystems,* die bei Alkoholikern häufiger vorkommen als bei der Durchschnittsbevölkerung. Dies sind vor allem die *Epilepsie, bakterielle Hirnhautentzündungen (Meningitits) und Schlaganfälle (Infarkte und Blutungen im Großhirnbereich).* Angaben über die Häufigkeit *epileptischer Anfälle* bei Alkoholikern differieren zwischen 5 % und 35 %. Alkoholentzug verstärkt die Krampfbereitschaft. Direkt auf den Alkoholmißbrauch zu beziehen sind Anfälle, die mit dem Alkoholentzug zusammenhängen und solche, die bei Alkoholikern ohne sonstige Anfallsursachen (z.B. Schädel-Hirn-Traumen) und ohne Alkoholentzug auftreten. Bakterielle Meningitiden treten bei Alkoholikern vermehrt auf (16 %), was mit deren vermehrter Infektanfälligkeit zusammenhängt. Drei- bis viermal häufiger als in der Durchschnittsbevölkerung kommt es zu *Schlaganfällen* durch Verschluß von Gehirnblutgefäßen (Hirninfarkt) und Blutungen innerhalb des Gehirns und unter der Schädeldecke (chronische subdurale Hämatome), die durch ihre Druckwirkung das Gehirn schädigen. Dafür werden eine Reihe von Faktoren verantwortlich gemacht, die oben erwähnt wurden, wie z.B. Bluthochdruck und Funktionsstörungen der Thrombozyten.

2. Alkoholembryopathie (Fötales Alkoholsyndrom)

Schon seit Jahrtausenden wird vermutet, daß alkoholische Getränke, besonders wenn sie über längere Zeit getrunken werden, die ungeborenen Kinder schädigen. Man hatte immer angenommen, daß der Alkoholkonsum des Vaters die entscheidende Ursache der Kindsschädigung sei, besonders wenn die Zeugung im Alkoholrausch erfolgt. Erst Ende des 19. Jahrhunderts wurde eine empirische, systematische Untersuchung veröffentlicht, in der die Schäden auf den Alkoholmißbrauch der Mütter bezogen wurden. Sie blieb jedoch unbeachtet. Seit den sechziger Jahren dieses Jahrhunderts sind diese intrauterinen Schädigungen des Embryos bzw. des Fötus durch Alkoholmißbrauch der Mutter vor und während der Schwangerschaft näher bekannt. Sie werden unter dem Namen Alkoholembryopathie (AE) zusammengefaßt. Sie stellt eine der häufigsten angeborenen Schädigungen dar und ist noch häufiger als das Down-Syndrom („Mongolismus“). Die Häufigkeitsangaben schwanken zwischen 1:1000 und 1:690 Lebend-Geburten. Die Differenzen beruhen vor allem darauf, daß es unterschiedliche Ausprägungsgrade der Schädigung gibt. Wahrscheinlich bleiben zahlreiche leichte Fälle undiagnostiziert. Für Deutschland wurde 1995 die jährliche Zahl der Neugeborenen mit dem Vollbild der Alkoholembryopathie auf etwa 2200 geschätzt. Sie ist damit höher als die Zahl der jährlichen Drogentoten. Die Risikobestimmung, ob eine Alkoholikerin ein Kind mit einer Alkoholembryopathie bekommt, ist aus methodischen Gründen schwierig. Denn der Schweregrad der Alkoholembryopathie hängt nicht linear mit der Menge des während der Schwangerschaft getrunkenen Alkohols zusammen, sondern mit dem Grad der Alkoholvorschädigung der Mutter („chronische Phase“ nach Jellinek, vgl. Kapitel VI.2). Etwa 40 % der Kinder von Frauen, die sich in der chronischen Phase des Alkoholismus befinden, weisen Zeichen einer Alkoholembryopathie auf. Mütter, die schon ein Kind mit einer Alkoholembryopathie haben und ihren Mißbrauch fortsetzen, gehen ein besonders hohes Risiko ein, weitere geschädigte Kinder zu gebären.

Die Alkoholembryopathie ist durch folgende Kernsymptome gekennzeichnet, wobei es fließende Übergänge zum gesunden Kind gibt:

- pränataler und postnataler Minderwuchs
- verschiedene typische Anomalien, z. B. kleiner Schädel (Mikrozephalus), kurze Lidspalten, verkürzter Nasenrücken, gerundete Stirn, schmales Lippenrot
- Fehlfunktion des Zentralnervensystems mit psychischer und motorischer Entwicklungsverzögerung, Hyperaktivität, Konzentrations- und Lernstörungen
- in schwereren Fällen Mißbildungen verschiedener Organsysteme, z. B. des Herzens, des Urogenitalsystems, der Gliedmaßen.

Nach neueren Untersuchungen kann auch schon geringerer Alkoholkonsum (mehr als 8 g täglich) während der Schwangerschaft zu Schädigungen des kindlichen Gehirns führen („Alkoholeffekte"). Sie äußern sich in Störungen der intellektuellen und motorischen Entwicklung des Kindes. Ihre Zahl ist höher als die der Kinder mit AE.

Die Diagnose ist bei höherem Schweregrad auch ohne Kenntnis des mütterlichen Alkoholmißbrauchs möglich. Inzwischen gibt es schon mehrere Studien über den späteren Verlauf der Alkoholembryopathie. Die Prognose wird, wie zu erwarten, von der Art und Schwere der Schädigungen wesentlich beeinflußt. Trotz aller Bemühungen der Umgebung bleiben etwa ein Drittel der Kinder mit voll ausgeprägter Alkoholembryopathie geistig schwer behindert, die übrigen weisen auch im späteren Alter in ihren schulischen Leistungen und sozialen Fähigkeiten Defizite auf. Höchstens 20 % können eine normale Schule besuchen. Etwa 40 % zeigen Verhaltensstörungen. Bei mehr als der Hälfte der Jugendlichen mit Alkoholembryopathie ist eine Berufsfähigkeit fraglich oder ganz ausgeschlossen.

Die Entstehung (Pathogenese) der Alkoholembryopathie ist noch nicht völlig geklärt. Sicher ist, daß die Plazenta für Alkohol durchlässig ist, wenngleich er dort verstoffwechselt werden kann. Des weiteren ist zu berücksichtigen, daß wegen der geringen Wirksamkeit der fötalen ADH der BAS des Föten langsamer sinkt als jener der Mutter. Neben der direkten toxischen Einwirkung des Alkohols auf das Nervengewebe spielt auch dessen Wirkung auf die Eiweißsynthese eine Rolle. Über die ursächliche Mitwirkung eines eventuell gleichzeitigen Tabak- oder Medikamentenkonsum der Mutter gibt es bisher keine sicheren Angaben.

3. Psychosoziale Folgen des Alkoholismus

Im Gegensatz zu anderen toxischen Stoffen mit hohem Mißbrauchspotential (Tabak) kommt es im Verlauf einer Alkoholikerkarriere zunächst meist nicht zu gesundheitlichen Schädigungen, sondern zu negativen sozialen Auswirkungen. Sie betreffen sowohl den Konsumenten selbst (z.B. Führerscheinverlust) wie auch das soziale Umfeld (Familie und Beruf).

Familie

Die Auswirkungen des Alkoholismus auf die Familie hängen von der Grundpersönlichkeit des Alkoholikers, der Struktur und Toleranzbereitschaft der Familie und auch von der Phase des Alkoholismus ab (vgl. Kapitel V.2). In der Frühphase (Prodromalphase) ist oft zu beobachten, daß Zeichen des Alkoholismus eines Familienmitglieds gar nicht oder kaum wahrgenommen und sogar trotz augenscheinlicher Fakten nicht für wahr gehalten werden. Dies gilt besonders dann, wenn starke affektive Bindungen bestehen. Wenn die Tatsachen jedoch nicht mehr zu übersehen sind, können Einstellung und Verhalten der Angehörigen oft sehr lange ambivalent bleiben. Sympathische und antipathische Einstellungen sind oft gleichzeitig vorhanden und wechseln manchmal rasch, je nach aktuellem Verhalten des Alkoholikers, das auch sehr stark wechseln kann. Die Familie übt nörgelnde Kritik, versucht aber, zumindest nach außen das Fehlverhalten zu decken. Die Familienangehörigen werden damit zu „Co-Alkoholikern“, also zu Personen, die durch ihr meist unbeabsichtigtes und unreflektiertes Verhalten den Alkoholismus des Betroffenen aufrechterhalten oder noch verstärken. In der kritischen Phase, in der der Alkoholiker seine Autoritätsposition verliert, beginnt sich ein Rollenwechsel anzubahnen. Der Alkoholiker ist bereits nicht mehr in der Lage, alle Rollenfunktionen wahrzunehmen, die er vor Beginn seiner Alkoholikerkarriere hatte, so daß zumindest ein Teil dieser Funktionen auf andere Familienmitglieder übergeht. Außerdem verändern sich die ihm verbliebenen Funktionen in qualitativer Hinsicht. Schreitet die kritische Phase fort, steigert sich die emotionale Abwendung der Familie. In gleichem Maße verstärken sich Rollenwechsel und Rollenwandel. Scheidungsabsichten werden diskutiert. Sie dokumentieren erste Desintegrationserscheinungen der Primärgruppe.

In der chronischen Phase setzt sich die emotionale Abwendung fort, wenngleich noch ein Rest an Sympathie besteht. Die Desintegration der Primärgruppe nimmt weiter zu, Rollenwandel und Rollenwechsel sind vollzogen, was sich auch im Verhalten ausdrückt, vor allem in häufigen Gewalttätigkeiten innerhalb der Familie, wobei Frauen und Kinder besonders gefährdet sind. Unter diesen Umständen ist es nicht verwunderlich, daß die Scheidungsrate bei Alkoholikern wesentlich höher liegt als bei Nicht-Alkoholikern. Dabei ist zu bedenken, daß die Ehescheidung in der Regel nur einen Schlußstrich unter die jahrelang bestehende eheliche Desintegration darstellt. Viel häufiger sind geschädigte Familienbeziehungen, die über die alltagsnotwendigen Abläufe nicht hinausgehen. Entsprechend dürftig sind auch die gemeinsamen Freizeitaktivitäten und die sexuellen Kontakte. Die Ehescheidung ist übrigens in vielen Fällen nicht nur Folge, sondern auch Ursache des fortschreitenden Alkoholismus. Hier entsteht ein Teufelskreis, der schließlich zur völligen Vereinsamung und zum endgültigen Verfall an den Alkoholismus führen kann.

Bemerkenswert groß ist die Zahl der unverheirateten Alkoholiker. So waren 1981/82 von 1410 stationär behandelten deutschen Alkoholikern im Durchschnittsalter von 39 Jahren 25 % der Männer und 22 % der Frauen ledig geblieben (Küfner et al. 1986).

Die sozialen Auswirkungen des Alkoholismus auf Kinder werden von den meisten Autoren negativ beurteilt, wenn sie mit Kontrollgruppen verglichen werden: im Kleinkindalter gibt es mehr Erziehungsprobleme für die Eltern, mehr Weinen und Erbrechen, später mehr körperliche Beschwerden wie Kopfschmerzen, Bauchschmerzen, Schlafstörungen und Einnässen. Dazu kommen schlechtere Leistungen im kognitiven Bereich, ferner vermehrte suizidale Handlungen und Suchtgefährdung. Es wird aber darauf aufmerksam gemacht, daß es nicht so sehr der Alkoholismus der Eltern ist, der dafür verantwortlich sei, sondern generell das gestörte psychosoziale Klima in der Herkunftsfamilie.

Beruf und wirtschaftliche Situation

Die berufliche Leistung wird durch Alkoholmißbrauch in vielfältiger Weise ungünstig beeinflußt. Dabei spielen die Art und Differenziertheit der Tätigkeit, die individuelle Gewöhnung und Verträglichkeit des Alkohols und das Verhalten der Umgebung, besonders der Vorgesetzten und Kollegen, eine Rolle. Bei akuter Einwirkung auch relativ geringer Mengen Alkohol kommt es schon zu erheblichen Auswirkungen auf die psychische Leistungsfähigkeit (vgl. Kapitel III.1), was je nach Beruf ungünstige Folgen haben kann. Alkoholiker mit erheblicher Toleranz haben oft bei mäßig hohem BAS eine bessere Arbeitsleistung als bei völliger Nüchternheit. Bei chronischem Alkoholmißbrauch wird die Arbeitsleistung auch durch andere Faktoren wie Persönlichkeitsveränderungen (vgl. Kapitel IV.1) beeinträchtigt. Alkoholiker haben häufigere Fehlzeiten, bedingt durch die Trinkexzesse und ihre akuten Folgen, aber auch durch die Einengung des Interessenhorizonts, die ganz allgemein zu einer Ablenkung von der beruflichen Tätigkeit führen kann. Oft kommt es zu erheblichen Spannungen zwischen Mitarbeitern und Vorgesetzten. Alkoholiker sind oft unberechenbar und gereizt, andererseits überangepaßt und überkompensierend, was auf beiden Seiten zu Unsicherheit, Angst und Ablehnung führen kann. Die psychomotorischen Leistungsminderungen bringen eine Verlangsamung des Arbeitstempos, Verzögerungen in der Produktion, Qualitätsmängel und vermehrten Materialverschleiß mit sich. Auch findet sich bei Alkoholikern oft eine größere Unfallhäufigkeit. Einer besonderen Beachtung bedarf der Alkoholismus bei Personen in leitenden Funktionen. Sie haben es einerseits leichter, ihren Alkoholismus zu verbergen; manchmal besteht auch die Möglichkeit, auf „windstille Posten“ auszuweichen. Ist jedoch einmal die soziale Desintegration eingetreten, wird eine Restitution auf einer neuen Ebene schwieriger als bei weniger differenzierten Positionen, da hier der Verlust der Vertrauensbindung und der Autorität besonders schwer wiegt.

Die berufliche Desintegration eines Alkoholikers vollzieht

sich nicht immer kontinuierlich, sondern oft etappenweise. Eine häufige Folge des beruflichen Abstiegs ist Arbeitslosigkeit, die aber umgekehrt auch den Alkoholismus, insbesondere die Rückfallhäufigkeit verstärken kann (vgl. Kapitel III.3). Bemerkenswert ist übrigens, daß sich in Alkoholikerfamilien hinsichtlich des Generationentableaus häufig ein sozialer Abstieg aufzeigen läßt, während es in den meisten Familien angesichts der allgemeinen wirtschaftlichen und sozialen Entwicklung eher zu einem gesellschaftlichen Aufstieg im Laufe der Generationen kommt.

Verkehrstüchtigkeit

Alkoholbedingte Störungen, die für die Verursachung von Verkehrsunfällen entscheidend sind, betreffen nicht so sehr die Verminderung einzelner Leistungen (Fehleinschätzung der eigenen Geschwindigkeit, der Straßenkurven oder der Entfernungen), sondern die (schwerer zu erfassende) Gesamtpersönlichkeit. Es kommt zu einer Unterschätzung der Wirkung des Alkohols auf die eigene Leistungsfähigkeit, zu einer Steigerung der Risikobereitschaft (des „Leichtsinns"), zur Verminderung der Sorgfalt und des Verantwortungsgefühls. Dies gilt nicht nur für schon primär labile Personen, sondern auch für gefestigte Persönlichkeiten mit einem ausgeprägten „Über-Ich" (nach dem Bonmot des Psychoanalytikers Fenichel ist „das Über-Ich in Alkohol löslich"). Der Kraftfahrer ist bei niedrigen bis mittleren BAS nicht mehr in der Lage, den Anforderungen der Mehrfachtätigkeit des Steuerns eines Fahrzeugs in prekären Situationen nachzukommen, die gleichzeitig Wahrnehmen, kritisches Verarbeiten und Reagieren verlangen. Unter Alkoholeinfluß stehende Fahrer weisen typische Verhaltensmuster auf wie Schlangenfahren, Geradeausfahren in Kurven, Abkommen von der geraden Fahrbahn, Auffahren auf den Vordermann, gefährliches Überholen mit überhöhter Geschwindigkeit und Nichtbeachten der Vorfahrt. 1993 waren in der Bundesrepublik Deutschland 11 % aller Autounfälle mit Personenschaden *Alkoholunfälle.* Betrachtet man nur die Autounfälle mit Todesfolgen, so waren davon 19 % alkoholbedingt. Bei der Beurteilung dieser Zahlen ist aber davon auszugehen, daß eine erhebliche Dunkelziffer hinsichtlich der Registrierung der Alkoholunfälle existiert. Man hat errechnet, daß die Gefährlichkeit eines Kraftfahrers (in bezug auf Unfälle mit Getöteten und Verletzten) bei einem BAS von 0,5 ‰ doppelt so hoch ist wie die eines nüchternen Fahrers, bei einem BAS von 1,5 ‰ sogar 16 mal so hoch! Dem Alkoholtäter im Straßenverkehr kommt jedoch noch eine weitere besondere Bedeutung zu: Die Zahl derer, die zur Wiederholung von Trunkenheitsdelikten im Verkehr neigen, ist erschreckend hoch. Innerhalb von 5 Jahren werden 34 % wieder einschlägig rückfällig, in der Altersgruppe von 15–20 Jahren sogar 49 %. Dies legt die Vermutung nahe, daß sich darunter viele alkoholabhängige Personen befinden, die aber als solche nicht erkannt oder zumindest nicht behandelt werden. In Deutschland ereigneten sich im Jahr 2000 31 % weniger Alkoholunfälle mit Personenschaden als 1994. Die Zahl der tödlichen Alkoholunfälle sank auf 14 % (1994: 19 %). Sie sind am häufigsten bei Männern im Alter von 21–24 Jahren. Die meisten dieser Unfälle ereignen sich bei einem BAS von 1,4–1,7 ‰, besonders bei Nachtfahrten an Wochenenden.

Ab 1. 4. 2001 gilt bei Fahrten mit einem BAS über 0,5 ‰ ein einmonatiges Fahrverbot zusätzlich zu einer Geldbuße und 4 Punkten in der „Flensburger Kartei."

Suizidhandlungen

Alkoholiker und Rauschdrogenabhängige haben eine besonders hohe Suizidgefährdung. In den USA sind etwa 25 % aller Suizidtoten Alkoholiker. Anders ausgedrückt: Etwa 2–3 % aller Alkoholiker unterliegen dem Risiko, durch Suizid zu sterben. Das bedeutet, daß bei Alkoholikern die *Lebenssuizidrate* 60 bis 120mal so hoch ist wie bei Nicht-Alkoholikern (psychisch erkrankte Personen ausgeschlossen). Die besonders hohe Suizidgefährdung bei Alkoholikern hat verschiedene Gründe. Sucht und Suizid können gemeinsame Ursachen haben. So wurden vor etwa 50 Jahren von einigen Psychoanalytikern Sucht und speziell Alkoholismus als ein „protrahierter Suizid" angesehen. Diese Theorie konnte aber bis jetzt nicht bestätigt werden. Fest steht, daß der *Alkoholismus ein Wegbereiter der Suizidalität* ist. Die alkoholbedingte Euphorie schlägt nach ihrem Abklingen oft in eine (durch die pharmakologische Eigenwirkung des Alkohols bedingte) Depression um (Alkoholmelancholie). In diesem Zustand werden oft Suizidhandlungen begangen. Davon sind Selbstmordhandlungen zu unterscheiden, die meist bei ansteigendem BAS ausgeführt werden. Es handelt sich dabei um unkontrollierte Aktionen, die aus einem unvorhersehbaren aggressiven Impuls heraus geschehen. Schließlich ist eine Gruppe von Suizidhandlungen zu differenzieren, die als Reaktionsbildung auf die körperlichen und sozialen Folgeerscheinungen des Alkoholismus anzusehen sind, etwa vergleichbar mit Suizidhandlungen bei anderweitig bedingten gesundheitlichen oder sozialen Schwierigkeiten. In diesem Zusammenhang ist darauf hinzuweisen, daß die Sozialkontakte und der soziale Status von Patienten, die wegen eines Suizidversuchs in Behandlung kamen und Alkoholiker sind, wesentlich schlechter als die von Suizidpatienten ohne Alkoholmißbrauch bewertet werden.

Kriminalität

Strafbare Handlungen unter akuter Alkoholeinwirkung geschehen meist als „Rauschtaten". Dabei handelt es sich um provozierte Erregungs- und Enthemmungsdelikte wie Körperverletzungen, Sachbeschädigungen, Sexualdelikte und Beleidigungen. Hinzu kommen noch Verkehrsdelikte und Verkehrsunfallflucht unter Alkoholeinfluß. 1995 wurde bei 7% *aller* aufgeklärten Straftaten ein Alkoholeinfluß festgestellt, bei Gewaltkriminalität sogar in 25%, bei Verkehrsunfällen mit Todesfolge in 15%. Die oben beschriebenen Folgen des chronischen Alkoholmißbrauchs, vor allem die damit zusammenhängenden Persönlichkeitsveränderungen, sind nicht selten als Mitursachen verschiedener Delikte zu berücksichtigen, vor allem von Unterschlagungen, Diebstählen, Zechprellereien, Körperverletzungen, Sachbeschädigungen und Sexualdelikten. Der chronische Alkoholismus tritt aber als kriminogener Faktor besonders bei Personen in Erscheinung, die bereits zur Delinquenz neigen.

Volkswirtschaftliche Kosten

Die Kosten, die durch den Alkoholismus der Volkswirtschaft im allgemeinen entstehen, setzen sich aus verschiedenen Positionen zusammen, die nicht immer genau beziffert werden können. Man kann zwar die Kosten angeben, die für alkoholische Getränke oder für Behandlungsmaßnahmen bei alkoholbedingten Krankheiten entstehen, doch lassen sich die Verluste durch Arbeitsausfall, Minderproduktion, Schäden an Betriebsanlagen, Unfälle, vorzeitige Berentung und Kriminalität nur annähernd schätzen. Für Deutschland gibt es keine umfassenden Zahlen. Für die Schweiz, wo in dieser Hinsicht eine mit Deutschland vergleichbare Situation besteht, liegt eine umfassende Schätzung der gesamtwirtschaftlichen Kosten des Alkohols vor. Sie wurden für 1972 auf 1,346 Milliarden sFr berechnet und gliedern sich wie folgt auf (in Mio. SFr)

Todesfälle	353,9
Krankheit	120,9
Unfälle	495,2
Kriminalität	60,7
Verminderte Erwerbsfähigkeit	264,1
Bekämpfung des Alkoholismus	51,4

Für Einzelpositionen gibt es spezielle Angaben: 1974 wurden in der BRD die Kosten berechnet, die ein mit 45 Jahren vorzeitig pensionierter Suchtkranker der Gesellschaft verursacht: bei durchschnittlicher Rentenleistung und bei der Annahme einer (durch suchtbedingte Krankheiten verursachten) verkürzten Lebenserwartung (vgl. Kapitel VII.4) waren dies damals etwa 400 000 DM. Vergleichsweise niedrig sind die Kosten für die Behandlung von Alkoholikern. Sie lagen 1986 für eine ambulante Behandlung in einer Beratungsstelle zwischen 1500 und 7500 DM, für eine sechsmonatige stationäre Behandlung bei etwa 22 500 DM. Wenn man die zur Zeit auf etwa 200 DM angestiegenen Tagessätze einer solchen Behandlung zugrunde legt, kommt man auf etwa 36 000 DM.

Die Kosten, die alkoholkranke Mitarbeiter dem Betrieb verursachen, wurden nach Schätzungen aus den USA (Stanford Research Institute) aus dem Jahre 1976 auf 25 % des jeweiligen Arbeitslohnes beziffert.

V. Erkennung des Alkoholismus

1. Grenzwerte des Alkoholkonsums

Die Frage „Was heißt: zuviel trinken?" impliziert die Frage nach dem gesundheitlich unbedenklichen Alkoholkonsum. Sie kann aus verschiedenen Gründen nicht generell beantwortet werden. Der Hauptgrund ist die schon erwähnte individuell sehr unterschiedliche Verträglichkeit des Alkohols. Es gibt einen geringen Prozentsatz von Personen, die auch bei regelmäßigem Konsum größerer Mengen Alkohols keine gesundheitlichen Schäden davontragen. Außerdem sind die Unterschiede in der Alkoholverträglichkeit zwischen Männern und Frauen sowie Menschen verschiedener Altersgruppen zu beachten. Kinder vertragen deutlich weniger, ebenso Menschen über 60 Jahre. Für (gesunde) Erwachsene (mittleren Lebensalters) unterscheidet man neuerdings (für den Durchschnittsverbrauch) zwischen einem „Harmlosigkeits-Grenzwert" und einem „Gefährdungs-Grenzwert" (in g reinen Alkohol):
„Harmlosigkeits-Grenzwert": Männer 24 g, Frauen 16 g
„Gefährdungs-Grenzwert": Männer 60 g, Frauen 40 g
(60 g Alkohol sind in etwa 1,5 l Bier oder einer Flasche Weißwein enthalten).

Unterhalb des Harmlosigkeitswertes ist nicht mit einer alkoholbedingten körperlichen Schädigung zu rechnen, oberhalb des Gefährdungswertes steigt das Risiko für Leberzirrhose oder andere alkoholbedingte Störungen sprunghaft an. Dabei spielt die Art der alkoholischen Getränke (Bier, Wein oder Spirituosen) eine untergeordnete Rolle. Es kommt vielmehr auf die Menge des konsumierten Alkohols an. Höher konzentrierte alkoholische Getränke (Spirituosen) können eher zu Schädigungen des oberen Verdauungstraktes (Krebsgefährdung) führen als äquivalente Mengen von Bier und Wein. Von Bedeutung ist auch die Frequenz des Alkoholkonsums. Regelmäßiger Konsum kritischer Mengen Alkohols ist folgenschwerer als unregelmäßiger Konsum. Diese Aussagen beziehen sich aber ausschließlich auf die körperlichen Schäden. Die psychosozialen

Schäden (Unfälle, Suizidhandlungen, Fehlhandlungen im Beruf und im Verkehr) können schon bei unregelmäßigem Konsum mehr oder minder großer Mengen Alkohols auftreten. Sie hängen mehr als die körperlichen Schäden auch von den äußeren Gegebenheiten ab.

2. Diagnostische Verfahren

Die Diagnose des Alkoholismus ist nur in Extremfällen einfach. In Frühstadien und in weniger ausgeprägten Fällen sind die Schwierigkeiten beträchtlich. Wie schon in Kapitel IV ausgeführt, können die meisten „Alkoholfolgekrankheiten" auch weitere oder andere Ursachen als den Alkoholmißbrauch haben. Entsprechendes gilt für psychosoziale Schäden. Dabei ist auch zu bedenken, daß körperliche Alkoholfolgeschäden oft später auftreten als alkoholbedingte psychosoziale Probleme wie Führerscheinverlust oder Konflikte in Familie und Beruf. Entscheidend ist, bei gesundheitlichen oder psychosozialen Problemen grundsätzlich an den Alkoholmißbrauch als mögliche Ursache oder Mitursache zu denken. Diese Fragen tauchen vor allem dort auf, wo die diagnostischen Möglichkeiten begrenzt sind, weil Beobachtungsmöglichkeiten sich nur auf bestimmte Situationen beschränken oder wo aus Gründen z. B. des sozialen Gefälles (von „unten nach oben" wie umgekehrt) weitere Informationen nicht oder kaum beschafft werden können. Hier ist die Wahrscheinlichkeit falsch positiver oder falsch negativer Aussagen relativ groß: entweder wird Alkoholismus verkannt oder, was seltener vorkommt, bestimmte Verhaltensweisen (wie ein „chaotischer Lebensstil") werden als Zeichen eines verheimlichten Alkoholismus interpretiert. Es ist erstaunlich, wie lange der Alkoholismus von der Umgebung oft nicht wahrgenommen wird. Man zieht zahlreiche Erklärungsmodelle heran oder erfindet sie ganz einfach, um etwas zu verleugnen, was dem vorgefaßten Bild einer bestimmten Persönlichkeit nicht entsprechen darf. Darin kommt natürlich auch die Tabuisierung des Alkoholismus in der Gesellschaft zum Ausdruck.

In den letzten Jahrzehnten sind zahlreiche Versuche unternommen worden, die Diagnose des Alkoholismus zu vereinfachen und zu objektivieren. Die diagnostischen Instrumente orientieren sich an den Kriterien für die Definition des Alkoholmißbrauchs und der Alkoholabhängigkeit (vgl. Kapitel II). Man kann zwischen Verfahren unterscheiden, die den gegenwärtigen Zustand (state) erkennen, und anderen, die eine langdauernde Neigung zum Alkoholmißbrauch (trait) erfassen wollen. Allein mit den letztgenannten läßt sich die Abhängigkeit von Alkohol diagnostizieren.

Grundsätzlich gibt es *drei diagnostische Wege:*

1. Abschätzung des abnormen Trinkverhaltens durch Quantifizierung von Trinkmenge und Trinkfrequenz.
2. Abschätzung bzw. Diagnose der wahrscheinlich alkoholbedingten körperlichen und psychosozialen Schäden.
3. Abschätzung der Alkoholabhängigkeit.

Die verschiedenen diagnostischen Verfahren versuchen entweder einzelne oder alle drei Wege zu gehen. Ziel dieser Verfahren ist in erster Linie eine Globaldiagnose. Darüber hinaus geht es um die Fragen der Motivation und Indikation zur Behandlung und um Prognosen. Aussagen darüber zu machen ist schwieriger, als Globaldiagnosen zu erstellen.

Es gibt unterschiedliche diagnostische Verfahren:

- Explorative Verfahren, die ausschließlich die Menge und Frequenz des Alkoholkonsums erfassen. Sie werden vor allem für epidemiologische Erhebungen angewandt.
- Biologische Verfahren, die letztlich alle in der Feststellung der durch den Alkoholmißbrauch entstandenen körperlichen Schäden bestehen und dann eine spezifische Bedeutung erlangen können. In den letzten Jahren sind auf diesem Gebiet erhebliche Fortschritte erzielt worden. So kann Alkoholkonsum (erheblicher Mengen) noch einen Monat danach festgestellt werden.
- Psychologische Verfahren, meist Fragebögen, die die alkoholbedingten körperlichen und psychosozialen Symptome einschließlich der spezifischen Abhängigkeitszeichen erfassen wollen.

Mit allen Verfahren sind verschiedene grundsätzliche Probleme verbunden, von denen die der Spezifität und Sensitivität kurz betrachtet werden sollen. Die Tests sollen möglichst wenig falsch-positive Aussagen enthalten, d.h. eine möglichst hohe Spezifität haben, und zugleich möglichst wenig falsch-negative Aussagen machen, d.h. eine möglichst hohe Sensitivität aufweisen. Mit anderen Worten: Es sollen möglichst wenig Nicht-Alkoholiker „falsch-positiv" (als Alkoholiker) im Netz festgehalten werden, es sollen aber auch möglichst wenig Alkoholiker „falsch-negativ" (als Nicht-Alkoholiker) sozusagen durch die Maschen des Netzes schlüpfen. Ein weiteres wichtiges Kriterium für die Tests ist, daß sie einfach anwendbar sein sollen. Bei Explorations- und Fragebogenuntersuchungen stellt sich auch das Problem der absichtlichen Verfälschung und Verleugnung durch den Betroffenen selbst, aber auch durch Bezugspersonen. Diese Tendenzen hängen mit der Tabuisierung des Alkoholismus in der Gesellschaft, aber auch mit den Widerständen von seiten der Betroffenen zusammen. Sie spielen bei der Frage der Behandlungsbereitschaft (vgl. Kapitel VIII) eine ähnlich große Rolle.

Zu Weg 1: Durch direkte Befragung der Betroffenen oder ihrer Bezugspersonen (Angehörige usw.) wird versucht, Trinkmenge und Trinkfrequenz zu quantifizieren. Dies gelingt auch in gewissem Umfang durch ein biologisches Verfahren, das erst in den letzten Jahren Verbreitung gefunden hat. Es handelt sich dabei um die Bestimmung bestimmter eiweißhaltiger Blutbestandteile, die am Eisentransport im Organismus beteiligt sind (Transferrine). Durch Alkoholkonsum von mindestens 50–80 g im Laufe von sieben Tagen werden Transferrine durch Verminderung einiger Kohlenhydratbestandteile (Carbohydrate-Deficient-Transferrin = CDT) verändert, was sich noch 3–4 Wochen nach Beendigung des Alkoholkonsums nachweisen läßt. Der Test ist hochspezifisch und sehr sensitiv.

Zu Weg 2: Andere Tests können alkoholbedingte Organschäden nachweisen, die vor allem Leber, Niere und Blut betreffen. Dabei konnten bestimmte Befundmuster aufgezeigt werden, die eine hohe Spezifität und Sensitivität aufweisen. Es lassen sich aber nur körperliche Folgeschäden feststellen, die zwar wertvolle diagnostische Hinweise geben, jedoch die körperliche und psychische Abhängigkeit noch nicht beweisen. Dies wird durch spezifische Fragebogenuntersuchungen versucht, die psychosoziale Schäden, Veränderungen der Trinkmuster und Zeichen körperlicher Abhängigkeit erfassen wollen. Es gibt auch Kombinationen von biologischen Tests mit Fragebogenuntersuchungen, die sich für den klinischen Bereich sehr bewährt haben, wie der *Münchner Alkoholismustest* (MALT).

Zu Weg 3: Die Alkoholabhängigkeit läßt sich zwar durch manche Fragebogentests und vor allem durch kombinierte Tests (z. B. MALT) gut erfassen, jedoch sind spezifische Fragebogentests entwickelt worden, die auch eine quantitative Abschätzung anstreben. Der wohl kürzeste Fragebogen ist der *CAGE-Test,* der nur vier Fragen umfaßt, die Veränderungen im Trinkmuster, psychische Reaktionen des Untersuchten und Zeichen eines körperlichen Entzugssyndroms betreffen. Die Fragen lauten im einzelnen:

1. Haben Sie (erfolglos) versucht, Ihren Alkoholkonsum einzuschränken? (cut down)
2. Ärgern Sie sich über Kritik Ihrer Umgebung an Ihrem Alkoholkonsum? (annoyed by criticism)
3. Haben Sie wegen Ihres Alkoholkonsums Schuldgefühle? (guilt feelings)
4. Brauchen Sie schon morgens Alkohol, um „richtig auf Trab zu kommen"? (eye opener)

Werden mehr als zwei Fragen positiv beantwortet, besteht der Verdacht auf Alkoholismus, der aber natürlich durch weitere Untersuchungen erst bestätigt werden muß. Der Test eignet sich auch zur Selbstdiagnose.

VI. Formen und Verlauf des Alkoholismus

1. Typologien

Aus der Reihe von *Typologien* des Alkoholismus, die im Laufe der Jahrzehnte aufgestellt worden sind, ist die von Jellinek (1960) bislang die bekannteste:

Alpha-Trinker:	Trinken aus psychologischen Gründen (Konflikttrinker)
Beta-Trinker:	Trinken aus sozialen Gründen (Gelegenheits-Trinker)
Gamma-Trinker:	Trinken aus innerem Zwang (Süchtiger Trinker)
Delta-Trinker:	Regelmäßiges Trinken relativ großer Mengen, meist ohne Berauschung (Gewohnheitstrinker)
Epsilon-Trinker:	Tagelanges exzessives Trinken, gefolgt von längeren alkoholfreien Pausen (Episodische Trinker)

Am besten bestätigt wurde die Unterscheidung zwischen Gamma- und Delta-Alkoholismus. In den letzten Jahrzehnten wurden weitere Typologien entwickelt, die aber noch umstritten sind. Zwei von ihnen sollen kurz erwähnt werden:

1. *Typologie nach Cloninger* (1987): Sie geht von der Annahme aus, daß ein Teil der Alkoholabhängigen eine genetische Belastung aufweist. Es werden zwei Gruppen unterschieden:
   Typ 1: Über zunächst sozial unauffälliges Trinken entwickelt sich eine psychische Abhängigkeit. Die wichtigsten Merkmale sind: später Beginn, unauffällige Persönlichkeit, keine dissozialen Tendenzen, geringere soziale Probleme. Der Typ 1 ist psychologisch charakterisiert durch „Schadensvermeidung", „Abhängigkeit von Belohnungen" und „Schuldgefühle". Hauptziel des Trinkens ist „Angstvermeidung". Diesem Typ entspricht der größte Teil der Alkoholiker.

Typ 2: Hier wird eine genetische Disposition für soziale Anpassungsstörungen und Suchtmittelmißbrauch vermutet. Merkmale sind eine Häufung von Alkoholismus in der Familie, antisoziale Auffälligkeiten bereits in der Kindheit und Jugend, früher Beginn der Alkoholprobleme, häufiger Mißbrauch auch anderer Rauschdrogen, weniger Schuldgefühle, weniger Zeichen psychischer Abhängigkeit. Typ 2 ist psychologisch charakterisiert durch ausgeprägte „Suche nach Neuem"; Tendenzen zur „Schadensvermeidung" und „Abhängigkeit von Belohnungen" sind gering ausgeprägt. Diesem Typ gehört eine relativ kleine Gruppe der Alkoholiker an.

2. *Typologie nach Babor* (1992):

Typ A: Beginn etwa mit 30 Jahren, weniger Risikofaktoren in der Kindheit, weniger Folgeschäden und psychopathologische Störungen

Typ B: früher Beginn, mehr Risikofaktoren in der Familie und Kindheit, mehr Folgeschäden, häufig zusätzlicher Drogenkonsum

2. Verlaufsphasen

Jellinek beschrieb aufgrund von Fragebogenuntersuchungen an amerikanischen Alkoholikern 42 Symptome, welche die Grundlage seiner Einteilung in drei Phasen (Prodromalphase, kritische und chronische Phase) darstellen. Ihnen geht noch eine präalkoholische Phase voraus, die wenige Monate bis zwei Jahre dauern kann. Die Dauer der Prodromalphase wird mit 6 Monaten bis 5 Jahren angegeben. Für die übrigen Phasen wurden keine Zeitangaben gemacht. Die *Prodromalphase* ist durch heimliches Trinken, durch das Auftreten von Gedächtnislücken (blackouts), durch dauerndes Denken an Alkohol, durch Schuldgefühle und durch typische Verhaltensweisen zur Sicherung des Alkoholnachschubs (Anlegen von Vorräten) gekennzeichnet. Die *kritische Phase* ist u.a. charakterisiert durch Kontrollverlust, Aufbau eines Erklärungssystems, Verhaltensänderungen im Familienleben und in anderen Sozialbeziehungen, Veränderungen im Trinkstil (regelmäßiges morgendliches Trinken) und Vernachlässigung einer angemessenen Ernährung. In der *chronischen Phase* kommt es schließlich zu schweren tagelangen Räuschen, zum Verlust der Alkoholtoleranz, zum Auftreten von erheblichen gesundheitlichen Alkoholfolgeschäden, zu Änderungen der Sozialkontakte (Trinken mit Personen „unter Niveau"). Bei Nachprüfungen hat sich aber gezeigt, daß einige der genannten Symptome auch in anderen Phasen auftreten können, so daß der beschriebene phasenhafte Verlauf nicht regelmäßig bestätigt werden konnte.

„Natürlicher Verlauf"

Ein „natürlicher Verlauf" des Alkoholismus, der also ohne irgendwelche Intervention von außen geblieben ist, läßt sich nur selten beobachten, weil die gravierenden Folgen dieser Krankheit das soziale Umfeld zu Beratungs- und Behandlungsversuchen geradezu herausfordern. Deshalb gibt es darüber nur wenige Studien. Die älteste (1953) stammt aus Kanada. Dabei wurde die Lebensgeschichte von 500 verstorbenen Alkoholikern aufgrund aller verfügbaren Unterlagen rekonstruiert. Es ergab sich, daß mehr als die Hälfte (57 %) ihrem Trinkstil treu geblieben waren, bis sie schließlich an den Folgen des Alkoholismus starben. 10 % konnten ihren Alkoholkonsum unter Kontrolle bringen, 11 % gaben ihn spontan aus nicht geklärten Gründen ganz auf. Nach neueren Untersuchungen kommt es jährlich bei 2 % zu abstinentem Verhalten, bei weiteren 5 % zu sozialer Anpassung. Nach einer Untersuchung aus den USA zeigte sich, daß von Jugendlichen unterer sozialer Schichten nach 20 Jahren 10 % gestorben waren; von den Überlebenden waren 34 % abstinent und 20 % asymptomatische Trinker. Dies ist insofern bemerkenswert, als sich hier, wie auch in anderen Untersuchungen zeigt, daß von Personen, die in der Adoleszenz einen starken Alkoholmißbrauch betreiben, eine erhebliche Anzahl später spontan zur Abstinenz oder zum asymptomatischen Trinken übergeht. Diese Verhaltensänderung erfolgt etwa im Alter von 30 Jahren. Bei stationär behandelten Alkoholabhängigen (gleiche Studie) war diese Zahl wesentlich kleiner (6 %).

Rückfälle

Rückfälle sind häufige Ereignisse im Verlauf des Alkoholismus und auch eines therapeutischen Prozesses. So werden etwa 50 % aller stationär behandelten Alkoholiker in einem Zeitraum von 4 Jahren mindestens einmal (für kürzere oder längere Zeit) rückfällig. Unter Rückfall versteht man in diesem Zusammenhang einen Alkoholkonsum, der die körperlich schädigende Menge Alkohol (vgl. Kapitel IV.1) oder die vom Betroffenen sich selbst gestattete Alkoholmenge wesentlich überschreitet. Bisher konnte zwar noch kein allgemein akzeptiertes Modell für die Entstehung von Rückfällen entwickelt werden. Doch gibt es eine Reihe von empirisch fundierten Hypothesen, die für den Umgang mit Rückfällen von Bedeutung sind (vgl. Kapitel VIII.2). In etwa der Hälfte der Fälle wird berichtet, daß vorher ein starkes Verlangen nach Alkohol (craving) aufgetreten sei. Bei Rückfällen spielen Persönlichkeitseigenschaften des Betroffenen, sein Lebensstil und Wertesystem, aber auch momentane Situationen wie Enttäuschungen oder Verführungen durch andere und Stimmungen (Depressivität und Einsamkeit) eine Rolle. Auch das Fehlen von ausreichenden Fähigkeiten zur Bewältigung solcher Situationen (coping skills) oder das Versagen im Umgang mit Frustrationen kann entscheidend sein. Gelegentlich entstehen Rückfälle nicht aus einer plötzlich auftretenden spezifischen Situation heraus, sondern werden lange Zeit geistig vorweggenommen (antizipiert). Ist es einmal zu einem Rückfall gekommen, so kann dies als Abstinenzverletzungseffekt erlebt werden. Er führt meist zu Depressivität und zu vermehrten Schuldgefühlen, was zu einer völligen Entgleisung des Alkoholkonsums beitragen kann.

VII. Epidemiologie

1. Trinkverhalten der Gesamtbevölkerung

Es ist schwierig, genaue Daten über das Trinkverhalten der Bevölkerung und über die Zahl der Personen zu erhalten, die Alkohol in mißbräuchlicher oder abhängiger Weise benutzen. Diese Schwierigkeiten hängen zusammen mit:
- der Definition von Alkoholismus (vgl. Kapitel II)
- der Diagnosestellung (vgl. Kapitel V.2)
- der Tabuisierung des Alkoholismus.

Um das Trinkverhalten der Bevölkerung zu erfassen, kann man zunächst von den statistisch erfaßbaren Mengen alkoholischer Getränke ausgehen, die pro Jahr in den verschiedenen Ländern verkauft worden sind. Es liegen Zahlen vor, in denen der tatsächliche Alkoholgehalt der verschiedenen Getränke zum Maßstab genommen und auf die Gesamtbevölkerung des jeweiligen Landes umgerechnet wird (Jahres-Pro-Kopf-Verbrauch).

Tabelle 1: Alkoholverbrauch ausgewählter Länder
Pro-Kopf-Verbrauch (Liter reiner Alkohol)
(nach Jahrbuch Sucht 97, 99 und 2002)

	1991	1996	1999
Luxemburg	12,5	11,8	12,2
Irland	7,4	9,9	11,6
Portugal	11,9	11,2	11,0
Frankreich	11,9	11,1	10,8
Tschechien	9,9	10,1	10,8
Deutschland	10,9	9,8	10,6
Spanien	10,0 (1993)	9,3	9,9
Dänemark	10,9	9,8	9,5
Österreich	10,6	9,8	9,3
Schweiz	10,7	9,3	9,2
Rußland	5,7	7,3	8,6
Belgien	9,4	9,0	8,2
Niederlande	8,2	8,0	8,1
Italien	9,1	8,2	7,7
Verein. Königr.	7,4	7,6	7,5
Finnland (1993)	6,8	6,7	7,3
Polen	6,6	6,2	6,9
USA	6,3 (1993)	6,6	6,7
Japan	6,6 (1993)	6,7	6,6

Diese Zahlen erlauben noch keine sichere Aussage über den tatsächlichen Verbrauch von Alkohol durch die Bevölkerung der betreffenden Länder, da in den meisten Ländern (zumindest Europas) alkoholische Getränke relativ leicht, in kleineren Mengen sogar zollfrei für den privaten Gebrauch importiert werden können. Außerdem ist der Verbrauch alkoholischer Getränke (Fruchtweine und der daraus produzierten Spirituosen), die privat (und u.U. illegal) hergestellt werden, gar nicht erfaßt. Er spielt aber in manchen Ländern, besonders solchen mit hoher Alkoholbesteuerung, eine nicht unerhebliche Rolle. Trotzdem lassen diese Zahlen Rückschlüsse auf den tatsächlichen Verbrauch zu und ermöglichen auch den Vergleich mit den Verhältnissen in anderen Ländern. Daraus ergibt sich, daß Deutschland seinen Platz in der Spitzengruppe (Pro-Kopf-Verbrauch von 10 l und mehr) wieder eingenommen hat. Zur Spitzengruppe gehören außerdem Luxemburg, Portugal, Frankreich, Tschechien. Einen Überblick über die Veränderungen des Alkoholverbrauchs in der BRD in den letzten vier Jahrzehnten gibt Tabelle 2:

Tabelle 2: Pro-Kopf-Verbrauch alkoholischer Getränke
in der BRD 1950–1999
(nach: Jahrbuch Sucht 95 und 99, Neulandverlag Geesthacht)

In Liter	1950	1960	1970	1980	1990	1997	1999
Bier	36,5	95,3	141,1	145,9	142,7	131,1	127,5
Wein	4,7	10,8	15,3	21,4	22,0	18,2	18,0
Sekt			1,9	4,4	5,1	4,9	4,9
Spirituosen	2,5	4,9	6,8	8,0	6,2	6,1	5,9
Reiner Alkohol (umgerechnet)	3,1	7,3	10,8	12,5	11,9	10,7	10,6

Gemäß dieser Statistik, aus der auch die Art der alkoholischen Getränke zu entnehmen ist, ging 1999 in Deutschland der Alkoholverbrauch pro Kopf zurück, vor allem bei Bier und Spirituosen. Versucht man einen Überblick, so ergibt sich folgendes:

1. In Deutschland wird vor allem Bier getrunken. Der Verkauf von Spirituosen ist in den neuen Bundesländern wesentlich

höher als in den alten. Umgekehrt verhält es sich mit dem Wein- und Sektverbrauch. Dies hängt wahrscheinlich mit alten Trinktraditionen zusammen.

2. In Deutschland wie in den meisten anderen Ländern hat der Alkoholverbrauch zwischen 1950 und 1999 erheblich zugenommen. Seitdem stabilisiert er sich auf hohem Niveau; zur Zeit ist er gering rückläufig.
3. Im internationalen Vergleich haben sich in der Zeit zwischen 1980 und 1999 erhebliche Veränderungen ergeben. (Die Nachfolgestaaten der ehemaligen Sowjetunion und China sind in dieser Statistik nicht enthalten.) In Irland und Finnland kam es zu einer beträchtlichen Steigerung, in Frankreich, Italien und Spanien, aber auch in Portugal, zu Rückgängen.

2. Trinkverhalten verschiedener Gruppen

Die Verkaufszahlen alkoholischer Getränke lassen nur bedingt Rückschlüsse auf die Verteilung des Konsums innerhalb der Bevölkerung zu. Will man wissen, wie der tatsächliche Alkoholverbrauch innerhalb der Bevölkerung verteilt ist, müssen Befragungen über das Trinkverhalten durchgeführt werden. Das geschah immer wieder, meist an repräsentativen Stichproben. Dabei ergab sich, daß in fast allen Ländern nur wenige Menschen viel Alkohol trinken, aber der Großteil der Bevölkerung wenig trinkt. Einen Überblick gibt Abbildung 3, die auf Erhebungen in der Schweiz basiert.

Diese Konsumverteilung ist weitgehend auf Deutschland übertragbar. Aufgrund einer Untersuchung (1980 in den alten Bundesländern) zeigt sich, daß (von Personen ab 16 Jahren) 20 % gar keinen oder fast keinen Alkohol tranken und 7 % pathologische Konsumenten (wahrscheinlich Alkoholabhängige) waren. Der Rest wurde als „schwache bzw. starke Konsumenten“ bezeichnet. Nach einer Untersuchung in Ost-Oberbayern waren 7,1 % der Männer über 20 Jahre als „behandlungsbedürftige Alkoholiker“ zu bezeichnen. Es könnten also

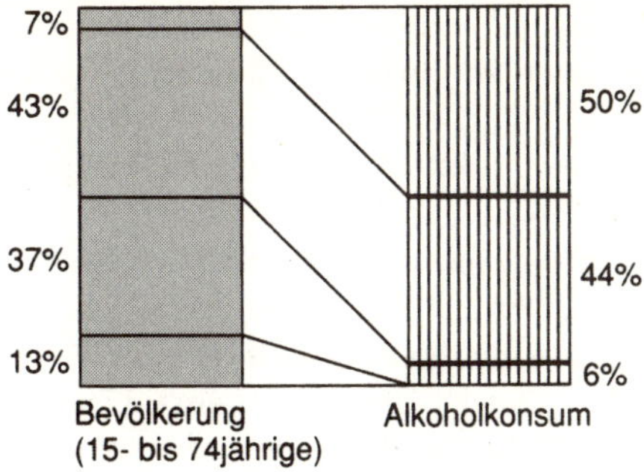

Die Personen, die zu den 7 % der Bevölkerung mit dem höchsten Konsum gehören, trinken zusammen die Hälfte des in der Schweiz verbrauchten Alkohols. Die folgenden 43 % trinken zusammen 44 %. 50 % der Bevölkerung trinken also 94 % des Alkohols. Auf die nächsten 37 % entfallen die restlichen 6 % Alkohol, 13 % der Erwachsenen zwischen 15 und 74 Jahren trinken keinen Alkohol.

Abb. 3: Anteil der Bevölkerungsgruppen am Totalkonsum 1981 (Aus: Schweizerische Fachstelle für Alkoholprobleme: Zahlen und Fakten zu Alkohol- und Drogenproblemen 1985/86)

etwa 3 % der Gesamtbevölkerung Deutschlands, d.h. *etwa 2,5 Mio. Menschen als alkoholabhängig* bezeichnet werden.

In fast allen Kulturen ist der Alkoholkonsum und auch der Alkoholismus bei Männern verbreiteter als bei Frauen. Der mittlere Alkoholkonsum betrug nach einer Erhebung in Deutschland (Ost- und Westdeutschland) 1991 bei Männern 36 g und 31 g, bei Frauen mit 15 g (Ost- und Westdeutschland) weniger als die Hälfte. Geht man von den (allerdings fragwürdigen) Tagesgrenzwerten für gesundheitsgefährdenden Alkoholkonsum (60 g für Männer und 40 g für Frauen) aus, so überschreiten diese Grenzen (Ost- und Westdeutschland) 14 % und 13 % der Männer bzw. 5 % und 8 % der Frauen (Jahrbuch 95). In stationären Einrichtungen für Alkoholiker in Deutschland waren in den letzten Jahrzehnten etwa ein Viertel bis ein Drittel der aufgenommenen Patienten Frauen.

Der Alkoholkonsum ist in den mittleren Altersgruppen (30–49 Jahre) am höchsten. Jenseits des 60. Lebensjahres sinkt der Alkoholkonsum erheblich, was aber nicht bedeuten soll, daß nicht auch eine beträchtliche Zahl älterer Menschen mit Alkoholproblemen zu tun hat: z. B. erweisen sich bei Felduntersuchungen in Oberbayern 3,3% der Männer, aber weniger als 1% der Frauen über 64 Jahre als „behandlungsbedürftige Alkoholiker". Von Jugendlichen zwischen 12 und 24 Jahren trinken nach einer Erhebung von 1991 in Westdeutschland etwa 20 % täglich oder mehrmals in der Woche Bier, dagegen trinken 34 % nie. Bei Spirituosen liegen die Zahlen in dieser Gruppe um 1 %, die der Nie-Trinker um 60 %. In Ostdeutschland liegt die Zahl derer, die täglich oder mehrmals wöchentlich Bier trinken bei fast 25 %, die der Schnapstrinker bei knapp 3 %, die der Nie-Trinker bei etwa 50 %. Jenseits des 24. Lebensjahrs steigen die Konsumentenzahlen in Ost- und Westdeutschland beträchtlich an, z. B. die der Biertrinker auf 32 % (West und Ost), der Schnapstrinker auf 2 % bzw. 5 % (West und Ost). Die Altersverteilung der Alkoholiker zeigt ebenfalls einen Gipfel in den mittleren Lebensjahren. So waren von den 1987 in ausgewählten Suchtfachkliniken Westdeutschlands behandelten Patienten (insgesamt 6879 Personen) 64 % im Alter zwischen 31 und 50 Jahren, wobei keine Unterschiede zwischen Männern und Frauen auffallen. Der Alkoholkonsum ist in den verschiedenen Sozialschichten teilweise unterschiedlich. Nach Untersuchungen (in den alten Bundesländern) aus den achtziger Jahren war der wöchentliche Alkoholkonsum bei Selbständigen und Arbeitern mit über 280 g mehr als doppelt so hoch als bei den Angestellten und Beamten. Nach neueren Untersuchungen (1995) in Ost- und Westdeutschland konnten solche Unterschiede zwischen den Sozialschichten nur bei Frauen gefunden werden; hier lag der tägliche Alkoholkonsum in der Oberschicht bei 19 g, in der Mittelschicht bei 15 g und in der Unterschicht bei 13 g.

3. Kombinierter Konsum von Alkohol und anderen Substanzen

Kombinierter Mißbrauch von *Alkohol und Medikamenten* ist bei Männern seltener als bei Frauen. Von 6353 Patienten, die sich 1987 in Alkoholentwöhnungsbehandlung befanden, berichteten 13 % der Männer, aber 29 % der Frauen über einen gleichzeitigen Mißbrauch von Medikamenten.

Der Prozentsatz der *Raucher* ist unter Alkoholikern wohl höher als unter der Normalbevölkerung. Als Beispiel: Von 1410 Patienten, die in einer Studie über stationäre Alkoholismusbehandlung in den alten Bundesländern erfaßt wurden, waren 71 % Raucher (Küfner und Feuerlein 1989). Bei der Nachuntersuchung 6 Monate später waren von den Rauchern 63,8 %, von den Nichtrauchern 78 % abstinent geblieben.

4. Lebenserwartung von Alkoholikern

Die Lebenserwartung von Suchtkranken, besonders von Alkoholikern, ist gegenüber jener der Normalbevölkerung gleichen Lebensalters und Geschlechts deutlich niedriger. Diese Übersterblichkeit hängt aber meist nicht direkt mit der Abhängigkeit von Alkohol zusammen, sondern mit den durch den Alkohol bedingten Krankheiten und psychosozialen Schäden. Weiter ist zu bedenken, daß bei der Beurteilung der Zahlen über die Lebenserwartung eine beträchtliche Dunkelziffer anzunehmen ist. Sie hängt mit der unsicheren Auskunft üblicher Bescheinigungen über Todesursachen zusammen. Dies gilt vor allem für Krankheiten und Todesursachen, die mit Tabus behaftet sind, wie Suchtkrankheiten und Suizide. Wenn nicht ausdrücklich danach gefragt wird, wird nur selten Alkoholismus als Begleitkrankheit erwähnt. Manchmal werden die wahren Todesursachen sogar bewußt kaschiert. Bei Krankheiten, für die außer Alkoholismus noch andere Ursachen in Frage kommen, wie Entzündungen der Bauchspeicheldrüse und Krebserkrankungen, kann der ursächliche Anteil des Alkoholismus nur geschätzt werden, wofür inzwischen einheitliche Methoden entwickelt worden sind.

In den USA waren von 1979 bis 1988 5 % aller Todesfälle auf Alkoholismus zurückzuführen. Somit wurde Alkoholismus zur vierthäufigsten Todesursache. Für Deutschland ergab sich aufgrund der Zahlen des Statistischen Bundesamtes für 1993 bei vorsichtiger Schätzung, daß etwa 33000 Menschen infolge Alkoholmißbrauchs verstorben sind (Feuerlein 1996). Andere Berechnungen (Bühringer et al. 2000) kommen auf etwa 42000 alkoholbedingte Todesfälle. Dies entspricht 3,67 % aller Todesfälle. Davon waren 16674 (50 %) als eindeutig durch Alkohol verursache Todesfälle deklariert. Es kamen also 20,54 Alkoholtote auf 100000 Einwohner. Man kann auch mit einer anderen Methode die Lebenserwartung und Übersterblichkeit berechnen, indem man von definierten Gruppen von Alkoholikern ausgeht und deren Todesfälle innerhalb eines bestimmten Zeitraums feststellt. Vergleicht man diese Zahlen mit den Todesfällen von Personen gleichen Geschlechts und Alters in der Normalbevölkerung, so ergibt sich eine deutliche Übersterblichkeit der Alkoholiker. Deren Sterblichkeit ist nach einer deutschen Studie aus den achtziger Jahren etwa achtmal so hoch wie die der vergleichbaren Normalbevölkerung. Bei männlichen Alkoholikern ist sie etwas höher als bei weiblichen. Die Übersterblichkeit ist bemerkenswerterweise in den jüngsten Altersstufen am größten, d.h. alkoholkranke Menschen sterben viel früher als ihre nichtalkoholkranken Altersgenossen, während sich die Todesziffern älterer Jahrgänge an die erwartungsgemäß höheren Todesraten der Normalbevölkerung angleichen. Die häufigste direkte Todesursache bei Alkoholikern ist die Leberzirrhose. Im Gegensatz dazu bestätigt sich der Befund, daß bei mäßigem Alkoholkonsum die Mortalität infolge Erkrankungen der Herzkranzgefäße niedriger ist als bei völliger Alkoholabstinenz (vgl. Kapitel IV.1). Deutlich erhöht sind die unnatürlichen Todesursachen (gewaltsamer Tod). Sie machen in den Todesursachenstatistiken etwa 6 % aller Todesfälle bei Alkoholikern aus und gehören damit zu den wichtigsten Todesursachen bei männlichen Alkoholikern. Die dadurch bedingte Sterblichkeit beträgt bei Männern etwa das Siebenfache, bei Frauen das Dreifache der Normalbevölkerung. Davon sind bei Männern wie bei Frauen knapp mehr als die Hälfte Unfälle (oder Homizide), der Rest Suizide. (Über die Ursachen vermehrter Unfälle und Suizide bei Alkoholikern vgl. Kapitel IV.3) Die Übersterblichkeit ist bei Angehörigen von „Alkoholberufen“ besonders hoch. Plausibel ist auch, daß bei behandelten Alkoholikern die Sterblichkeitsrate vom weiteren Trinkverhalten abhängt. Patienten, die immer wieder rückfällig wurden, hatten im Vergleich zu solchen, die nach einer Behandlung abstinent geblieben waren, eine dreimal höhere Sterblichkeit. Nach einer neuen Studie aus England und Wales (Britton und McPherson 2001) war bei Personen mit mäßigem Alkoholkonsum die Mortalität bei Männern über 55 Jahren und Frauen über 65 Jahren um 2,8 % bzw. 0,9 % niedriger als bei Abstinenzlern. Bei jüngeren Menschen ist die alkoholbedingte Todesrate höher (alkoholbedingte Verkehrsunfälle, Suizid, Leberzirrhose).

VIII. Behandlung des Alkoholismus

Schon die vielfältigen Entstehungsbedingungen und Erscheinungsformen des Alkoholismus legen nahe, daß diese Krankheit nicht zu kurieren ist, wenn die Behandlung auf nur einen Faktor des umfangreichen Bedingungsgefüges (vgl. Kapitel III.) abzielt. In der Regel bedient sich die Behandlung verschiedener Ansätze. Dabei soll sie sich nach den individuellen Gegebenheiten der Patienten richten: seinen Persönlichkeitseigenschaften, dem sozialen Umfeld, der Schwere des Alkoholismus und seiner Folgen und nach seinen individuellen Wünschen und Bedürfnissen. Aber auch die verfügbaren Therapieeinrichtungen und Therapieverfahren müssen berücksichtigt werden. Doch bleibt die Behandlung des Alkoholismus in der Regel gegenüber anderen Störungen (Ängste, Selbstunsicherheit, Eheprobleme) das vorrangige therapeutische Ziel. Solange der Alkoholiker sein bisheriges Trinkverhalten beibehält, sind in den meisten Fällen andere Therapiemaßnahmen schwer durchführbar und wenig wirksam.

Denn: Wo Alkohol ein *Problem* ist, ist *Alkohol* das (vorrangige) Problem.

1. Behandlungsziele

Das Behandlungsziel sollte wie bei jeder anderen Krankheit darin bestehen, die Krankheit und ihre körperlichen und psychosozialen Folgen völlig zu beseitigen (Heilung). Wenn dies, wie bei vielen anderen chronischen Krankheiten, nicht zu erreichen ist, sollte eine Reduzierung der alkoholbedingten Symptome und Probleme angestrebt werden (Defektheilung). Unter Umständen muß man sich schon damit zufrieden geben, das physische Überleben zu ermöglichen (Existenzsicherung). Eine Heilung schließt die Entwicklung psychosozialer Kompetenz im Berufs- und Freizeitverhalten und im interpersonalen Kontakt einen Abbau des Leitbildes vom leistungs- und genußbestimmten Menschen und eine Verbesserung der Frustrations- und Affekttoleranz ein. Das Endziel sollte darin bestehen, den

Alkoholiker in die Lage zu versetzen, sein Leben in freier persönlicher Entscheidung zu gestalten.

Abstinenz vom Alkohol ist also keineswegs das Ziel der Behandlung, sondern, zumindest bei abhängigen Trinkern, eine notwendige *Voraussetzung für die Erreichung des genannten Ziels.* Für eine *Defektheilung* kann es zwar ausreichen, den Alkoholkonsum auf ein gesundheitlich unbedenkliches Maß zu reduzieren, also kontrolliert zu trinken, doch in den meisten Fällen gelingt es nicht einmal, dies über längere Zeit durchzuhalten. Auch bei guter sozialer Eingliederung sind Rückfälle nicht selten. In der überwiegenden Zahl der Fälle stellen sie nur eine kurzzeitige Unterbrechung einer grundsätzlich abstinenten Lebensführung und eine besondere Herausforderung für die Therapie dar. Der geeignete Umgang mit Rückfällen stellt eine besondere Herausforderung der Therapie dar (vgl. Kapitel VIII.4).

Kontrolliertes Trinken, wie es der Großteil der Bevölkerung praktiziert, ist der geheime Wunsch der meisten Alkoholiker. Sie glauben darin oft die Bestätigung ihrer endgültigen Genesung zu sehen. Kritik an der Abstinenzforderung kam in den letzten Jahrzehnten von verschiedenen Seiten, vor allem von Vertretern der Verhaltenstherapie, deren Theorie ja die grundsätzliche Möglichkeit der Veränderung des erlernten Alkoholmißbrauchs durch Verlernen postuliert. Es zeigte sich aber, daß das kontrollierte Trinken, das als solches gar nicht eindeutig festgelegt ist, nur von den wenigsten alkoholabhängigen Personen über Jahre hin durchgehalten werden kann (etwa 2–5 %). Die meisten von ihnen verfallen wieder in ihre alten Trinkgewohnheiten oder entschließen sich endgültig, abstinent zu bleiben. Der Versuch des kontrollierten Trinkens gelingt eher bei Personen, die noch nicht abhängig geworden sind. Weitere Argumente gegen kontrolliertes Trinken sind folgende:

- Die meisten körperlichen Alkoholfolgeschäden bilden sich erst nach mindestens einjähriger totaler Abstinenz zurück.

- Die für die Nachsorge so wichtigen Selbsthilfegruppen, vor allem die Anonymen Alkoholiker (AA), sind auf Abstinenz ausgerichtet.

Zusammengefaßt: Das kontrollierte Trinken kann als generelles Behandlungsprinzip für Alkoholabhängige nicht empfohlen werden. Gründe für das Versagen des Prinzips des kontrollierten Trinkens sind vor allem die Entwicklung einer psychischen Abhängigkeit, bedingt durch das hohe Abhängigkeitspotential des Alkohols, und das Suchtgedächtnis des Betroffenen (vgl. Kapitel III.1).

2. Therapeuten

Die Vielfalt des therapeutischen Zugangs weist schon darauf hin, daß die Behandlung in der Regel nicht von einer einzigen Person geleistet werden kann. Vielmehr ist die Zusammenarbeit von Vertretern verschiedener Fachrichtungen (vor allem von Ärzten, Psychologen, Sozialpädagogen, aber auch Arbeits- und Beschäftigungstherapeuten, Physiotherapeuten und anderen) erforderlich, die in den verschiedenen Behandlungsphasen (vgl. Kapitel VIII.4) in unterschiedlicher Weise tätig werden. Während der universitären Ausbildung der Ärzte und Psychologen spielen die Suchtkrankheiten immer noch nicht die Rolle, die ihrer großen sozialmedizinischen Bedeutung und auch dem in den letzten Jahrzehnten erheblich angewachsenen Wissensstand entsprächen. Es gibt aber inzwischen spezielle Weiterbildungs-Curricula für die Qualifikation zum Suchttherapeuten.

Als sehr wichtig haben sich auch die Selbsthilfegruppen (vgl. Kapitel VIII.5) erwiesen.

3. Einstellung zur Behandlung

Bei Ärzten und Psychologen besteht wohl eine Wechselwirkung zwischen den genannten Ausbildungsdefiziten und der Einstellung gegenüber den Alkoholikern, die man zumindest als ambivalent beschreiben kann. Einerseits ist eine rational und/oder ethisch begründete relativ hohe Motivation festzustellen, andererseits sind häufig vorwiegend emotional bedingte Vorbehalte anzutreffen, die sich bis zur Ablehnung steigern können. Dieses hängt oft mit Enttäuschungen zusammen, die das Rollenverständnis der Therapeuten beeinflussen. Es besteht ein Konflikt zwischen der erwarteten Rolle des Helfers und Sachverständigen auf der einen Seite und der vom Patienten widergespiegelten Rolle des Kontrolleurs, des Richters (oder zumindest des Beichtvaters) auf der anderen Seite. Die Einstellung der Patienten zum Therapeuten und zur Therapie ist meist noch ambivalenter. Auch bei Alkoholikern, die scheinbar freiwillig zur Therapie kommen, steht in der Regel irgendein Druck des sozialen Umfelds im Hintergrund. Diese Ambivalenz zeigt sich auch in den hohen *Therapie-Abbruchquoten,* die bis zu 50 % betragen. Ihnen liegen oft Abwehrmechanismen zugrunde, wie sie von den Psychoanalytikern eingehend beschrieben worden sind: vor allem Verdrängung und Verleugnung des Alkoholproblems überhaupt, Rationalisierung seiner Entstehung (Vererbung, äußere Situation), Projektionen (Hinweis auf Ehe- oder Berufsprobleme). Es soll dabei nicht verkannt werden, daß für viele Betroffene die Erkenntnis, ein Alkoholproblem zu haben und es nicht selbst „in den Griff zu kriegen", eine erhebliche Kränkung des Selbstwertgefühls darstellt. Sie ist oft verbunden mit mehr oder minder schweren Scham- und Schuldgefühlen. Diese Probleme sollten zum Gegenstand der therapeutischen Bemühungen gemacht werden.

Die erste und wichtigste Aufgabe des Therapeuten ist es, den meist ambivalenten Patienten und die oft nicht minder ambivalenten und inkonsequenten Bezugspersonen zu einer Behandlung zu motivieren. Die *Therapiemotivation* ist kein stabiler dichotomer Zustand, sondern ein dynamischer Prozeß, in dem eine Auseinandersetzung zwischen Erwartungen und Befürchtungen stattfindet. Eine Therapiemotivation läßt sich in aller Regel nicht auf Anhieb erreichen. Es ist daher zweckmäßig, *Zwischenziele* aufzustellen, die folgendermaßen formuliert werden können:

1. Erkennen der Notwendigkeit einer Änderung der gegenwärtigen Situation („So geht es nicht mehr weiter").

2. Anerkennung der Hilfsbedürftigkeit („Ich schaffe es nicht mehr allein").
3. Akzeptieren der angebotenen Hilfe („Ich lasse mir helfen").
4. Anerkennung des Abhängigenstatus („Ich bin ein Alkoholiker").
5. Anerkennen des Abstinenzgebots („Ich darf überhaupt keinen Alkohol mehr trinken").
6. Anerkennung des Ziels der allgemeinen Verhaltensänderung („Ich muß mein Leben anders gestalten, wenn ich nicht mehr rückfällig werden will").

Man sollte die nächstfolgende Stufe erst anstreben, wenn die vorangehende Stufe erreicht ist. Oft zieht sich der Motivierungsprozeß über Wochen, Monate und Jahre hin. Er erfordert von allen Beteiligten viel Geduld und Einfühlungsvermögen. Dem ärztlichen Gespräch kommt dabei vorrangige Bedeutung zu. Es sollten nicht nur die körperlichen und psychosozialen Folgeschäden zur Sprache kommen, sondern auch das Problem der Abhängigkeit selbst. Wenn notwendig, sollte es anhand neuauftretender Schwierigkeiten immer wieder und in verschiedenster Form erfahrbar gemacht werden. Weniger wichtig sind Fragen nach Menge und Häufigkeit des Alkoholkonsums, die oft nur zu fruchtlosen Diskussionen über normales und übermäßiges Trinken führen. Ebensowenig helfen Ratschläge zur Reduktion des Alkoholkonsums, wozu der Abhängige ohnehin nicht mehr in der Lage ist. Vielmehr sollte versucht werden, auf die Probleme des Patienten und der Familie einzugehen, dem Betroffenen aber auch die Selbstverantwortung für sein weiteres Verhalten vor Augen zu stellen.

Zusammenfassend lassen sich folgende Wirkfaktoren im Motivationsprozeß bei Alkoholikern (FAMES) aufzeigen:

Feedback: „Rückmeldung" negativer Folgen des Alkoholismus
Advice: Beratung über Ziele und Vorgehensweisen der Behandlung
Menu: Wahlmöglichkeit zwischen verschiedenen Therapieformen
Empathy: Einfühlendes Verstehen

Selfefficacy: Förderung der Selbstwirksamkeitserwartung im Hinblick auf positive Veränderungen.

4. Behandlungsablauf

Die Therapie von Alkoholikern dauert in der Regel mehrere Jahre. Daraus ergibt sich, daß die Behandlung schon rein zeitlich gesehen zum größten Teil ambulant erfolgen muß. Eine stationäre Behandlung wird meist nur kurze Zeit in Anspruch nehmen.

Bei der Behandlung lassen sich vier Phasen unterscheiden:
- Kontaktphase
- Entgiftungsphase („körperlicher Entzug")
- Entwöhnungsphase
- Weiterbehandlungs-, Nachsorge- und Rehabilitationsphase.

Tabelle 3: Behandlungsnetz für Suchtkranke

	Ambulante Einrichtung	Halbstationäre Einrichtung	Stationäre Einrichtung
Kontaktphase	Niedergel. Arzt/Psychol. Poliklinik Beratungsstelle Gesundheitsamt	Tagesklinik Nachtklinik	Allgem. Krankenhaus Psychiatr. Krankenhaus
Entgiftungsphase	Niedergel. Arzt Poliklinik Beratungsstelle		Allgem. Krankenhaus Psychiatr. Klinik Suchtfachklinik
Entwöhnungsphase	Niedergel. Arzt/Psychol.	Tagesklinik Nachtklinik	Suchtfachklinik Psychiatr. Krankenhaus Allgem. Krankenhaus Pflegeheim
Weiterbehandlung Nachsorgephase	Niedergel. Arzt/Psychol. Poliklinik Gesundheitsamt Beratungsstelle	Tagesklinik Nachtklinik Übergangsheim	Pflegeheim

Die Phasen stellen keine strenge Stufenfolge dar; Überspringen von Phasen, aber auch Rückschritte sind möglich. Die Behandlung sollte in einem Verbundsystem mehrerer Institutionen stattfinden, die ein *Therapienetz* bilden, in dem auch Rückverweisungen möglich sind (Tab. 3).

Das Therapienetz umfaßt ambulante, teilstationäre und stationäre Einrichtungen. Die *Kontaktphase* dauert meist recht lange; nur selten wenige Wochen, oft einige Monate, manchmal Jahre. Sie dient vor allem, neben der Abklärung der medizinischen und psychosozialen Diagnose, der Motivierung des Patienten und seiner Bezugspersonen zu einer weiteren Behandlung. Bei akut auftretenden, alkoholbedingten medizinischen oder psychosozialen Problemen, die zu erwarten sind, kommt es auf rasche Hilfe als Krisenintervention an. Auch dies trägt zur Behandlungsmotivation wesentlich bei. Oft ist es für den Arzt empfehlenswert, frühzeitig eine Beratungsstelle einzuschalten, und umgekehrt: Wenn ein Patient zunächst bei einer nichtärztlichen Stelle (Beratungsstelle) erscheint, ist die Beiziehung eines Arztes zumindest ebenso wichtig. Das therapeutische Vorgehen sollte mit dem Patienten und auch mit den Bezugspersonen besprochen werden. Da vielfach die Meinung besteht, daß Alkoholikern therapeutisch eigentlich überhaupt nicht geholfen werden könne, sollte herausgestellt werden, daß die geplanten Maßnahmen tatsächlich effektiv sind. Wenn möglich, sollte der Patient zwischen mehreren Therapiewegen wählen können.

Die *Entgiftungsphase* beschränkt sich auf einige Tage, höchstens wenige Wochen. Eine ärztliche Behandlung ist immer dann nötig, wenn der Patient unter der Dauereinwirkung erheblicher Mengen alkoholischer Getränke steht, wenn also mit dem Auftreten eines Entzugssyndroms mit seinen unter Umständen gefährlichen Komplikationen (vgl. Kapitel IV) zu rechnen ist. Der Alkoholentzug sollte abrupt und selbstverständlich unter ärztlicher Kontrolle vorgenommen werden. Die Behandlung kann in vielen Fällen ambulant durchgeführt werden, wobei oft die Gabe von entsprechenden Medikamenten zur Dämpfung der Beschwerden und zur Verhütung von auftretenden Krampfanfällen angezeigt ist. Dabei ist zu bedenken, daß manche der dabei verwendeten Medikamente selbst abhängig machen können, weshalb diese nur streng befristet verordnet werden dürfen. Bei schweren Entzugserscheinungen oder bei gleichzeitigen anderen gesundheitlichen oder psychosozialen Problemen ist eine stationäre Behandlung notwendig. Während der Entgiftungsbehandlung sollte auch versucht werden, dem Patienten und seinen Angehörigen Informationen über die Alkoholkrankheit zu vermitteln und sie für weitere Behandlungen zu motivieren.

In der *Entwöhnungsphase* soll der Abhängigkeitsprozeß unterbrochen werden. Es soll versucht werden, neue Formen des Lebens ohne Alkohol und ohne andere Suchtmittel einzuüben. Die Entwöhnungsphase dauert mindestens mehrere Wochen, meistens mehrere Monate. Eine Entwöhnungsbehandlung kann ambulant, teilstationär (etwa in einer Tagesklinik) oder stationär erfolgen. Für die Indikationsstellung zu stationärer oder ambulanter Entwöhnungsbehandlung aufgrund von Patientenmerkmalen sind die in Tabelle 4 aufgeführten Kriterien hilfreich.

Tabelle 4: Indikationskriterien für die Entwöhnungsbehandlung (nach Soyka 1995: Die Alkoholkrankheit – Diagnose und Therapie)

Für stationäre Behandlung sprechen:
- Langjährige Dauer der Alkoholkrankheit
- Schwere körperliche und/oder psychische Begleiterkrankungen
- Schwere soziale Folgeschäden
- Mehrfachabhängigkeit
- Prämorbide Störungen der Persönlichkeit
- Wiederholte Suizidhandlungen

Für ambulante oder teilstationäre Behandlung sprechen:
- Erstbehandlung
- Gute soziale Einbettung und Kompetenz
- Hohe Therapiemotivation
- Eher zwanghafte Persönlichkeit

Bei der Indikationsstellung spielen aber noch andere als die in der Person des Betroffenen liegenden Faktoren eine wesentliche Rolle. Dies können der Versicherungsstatus, der Wohnort (lange Anfahrtswege erschweren eine ambulante Behandlung) und die Art des Beschäftigungsverhältnisses sein.

In der Praxis hat es sich bewährt, bei genügender Motivation und bei entsprechend günstigen sozialen und verkehrstechnischen Bedingungen eine ambulante oder teilstationäre Entwöhnungsbehandlung zu versuchen. Eine Übersicht über Vor- und Nachteile der ambulanten, teilstationären und stationären Therapie gibt Tabelle 5:

Tabelle 5: Charakteristika der ambulanten, teilstationären und stationären Behandlung

	ambulant	teilstationär	stationär
Eintrittsschwelle	niedrig	rel. niedrig	hoch
Anforderungen an Rahmenbedingungen	hoch	rel. hoch	rel. niedrig
Behandlungsmöglichkeit von schwerem Entzugssyndrom	kaum	kaum	ja
Anforderungen an Motivation	hoch	weniger hoch	weniger hoch
Totale therapeutische Atmosphäre	nein	nein	ja
Spektrum der Behandlungsmöglichkeiten	rel. klein	breiter	breit
Lernen am Modell (Therapeut und Mitpatient)	rel. gering	rel. gut	gut
Chancen für Gruppenkohäsion	rel. gering	rel. gut	gut
Gefährdung durch intervenierende Variable	rel. groß	geringer	rel. gering
Direkte Übertragung auf Praxis	gut	geringer	kaum
Schwierigkeiten in beruflicher Rehabilitation	gering	rel. groß	ziemlich groß
Kosten	gering	rel. gering	hoch

Einzelne Programme verknüpfen auch ambulante und stationäre Behandlung miteinander. Die Dauer der stationären Behandlung ist je nach Programm unterschiedlich. Man unterscheidet hier zwischen kurzfristiger Therapie (6–12 Wochen), mittelfristiger Therapie (4–5 Monate) und langfristiger Therapie (6 Monate, eventuell länger). Für diese unterschiedliche Behandlungsdauer sind jeweils entsprechende Indikationen entwickelt worden. So erscheinen Patienten mit günstiger sozialer Stabilität am besten für eine kurzfristige Behandlung geeignet. Im übrigen sollte die Entscheidung über die Behandlungsdauer nicht schon bei Therapiebeginn endgültig getroffen, sondern an den Therapieablauf angepaßt werden (adaptive Indikation).

Die *Behandlungsprogramme* sind in der Regel sehr differenziert und umfassen eine Vielfalt verschiedener Behandlungsinstrumente (Verhaltenstherapie, Gruppentherapie, Entspannungstherapien wie autogenes Training und Musiktherapie, Arbeits- und Gestaltungstherapie, Sport und sonstige physikalische Therapien). Fast überall stehen Gruppengespräche im Vordergrund; hinzu kommen regelmäßige psychotherapeutische Einzelgespräche. Zunehmende Bedeutung gewinnt die Partnertherapie, bei der auch Verfahren der Systemtherapie Verwendung finden. Es geht bei diesen Verfahren darum, dem Patienten und seinen Bezugspersonen suchtspezifische Konflikte bewußt zu machen. Außerdem sollen Lösungsmöglichkeiten diskutiert und wenn möglich eingeleitet und erprobt werden.

Besondere Bedeutung haben die Verhütung und der vernünftige *Umgang mit Rückfällen* gewonnen. Dafür wurden spezielle, vor allem verhaltenstherapeutische Maßnahmen entwickelt. Es kommt darauf an, die Patienten darauf vorzubereiten, daß Rückfälle häufige Ereignisse im Verlauf der Alkoholkrankheit sind, die keineswegs immer zu einer katastrophalen Rückkehr in die alten Trinkgewohnheiten führen müssen. Die Patienten sollen lernen, langfristig ungünstige Bewältigungsstrategien (z.B. „Wieviel leichter wird das Leben, wenn wir einen Cognac heben“) durch langfristig günstigere (z.B. „an negative Folgen denken") zu ersetzen. Außerdem sollen sie lernen, mit einem Rückfall umzugehen, wie und wo sie Hilfe suchen sollten und wie sie den Rückfall als wertvolle Erfahrung verarbeiten können.

Die *Nachsorge-, Weiterbehandlungs- und Rehabilitationsphase* umfaßt „Die Zeit danach" (so der Titel eines Buches von Küfner 1991), also alle Hilfen im sozialen und psychotherapeutischen Bereich, die nach der Entwöhnungsbehandlung den Patienten entsprechend ihren individuellen Bedürfnissen angeboten werden. Die Aufgaben der Nachsorge sind zunächst die Vermeidung von Rückfällen, die Festigung der in der Entwöhnung erworbenen Verhaltensweisen und Einstellungen auch unter Alltagsbedingungen und die Unterstützung in Krisenfällen. Darin eingeschlossen sind Hilfen bei der beruflichen Wiedereingliederung, bei der Freizeitgestaltung, bei der Regelung von finanziellen und gerichtlichen Altlasten und der Stabilisierung der Beziehungen zum Partner und zu den übrigen Bezugspersonen. Schließlich ist auch in vielen Fällen noch Hilfe nötig, um eine Veränderung der Lebenseinstellung zu gewinnen und die Probleme von Scham und Schuld aufzuarbeiten, die meist im Laufe einer Alkoholkarriere entstehen. Daraus ergibt sich, daß die Nachsorge- und Rehabilitationsphase weder zeitlich noch institutionell begrenzt ist, sondern sich nach der individuellen Situation richtet. Sie kann folglich Jahre dauern und durch verschiedene Helfer und Institutionen wie Hausarzt, Beratungsstelle oder Selbsthilfegruppe gleichzeitig oder abwechselnd erfolgen. Auf jeden Fall sollten, soweit möglich, die Angehörigen mit einbezogen werden. In manchen Fällen ist eine psychotherapeutische Weiterbehandlung angezeigt. Bei sozial instabilen Patienten kann eine Nachbetreuung in Wohnheimen oder in therapeutischen Wohngemeinschaften wünschenswert oder erforderlich sein. Nicht immer erfolgt der Übergang von einer Entwöhnungsbehandlung in die Nachsorge nahtlos. Häufig kommt es zu Verzögerungen und Irrwegen. Vor allem bestehen oft Widerstände bei den Patienten, noch weitere Hilfen in Anspruch zu nehmen. So besuchten 39 % der Männer und 28 % der Frauen, die eine Entwöhnungsbehandlung wegen Alkoholismus abgeschlossen hatten, in den ersten dreieinhalb Jahren danach überhaupt keine Selbsthilfegruppe (Küfner u.a. 1988). Es gibt dafür verschiedene Gründe, unter anderem:

- Manche Patienten glauben, in der „Zeit davor" seien schon ausreichend Anregungen und Hilfen gegeben worden. Sie fühlen sich damit „vollgestopft" und meinen, sie brauchten nun Zeit, um mit sich allein zurechtzukommen. Diese Einstellung erscheint auf den ersten Blick verständlich. Tatsächlich soll der Betroffene ja durch die Therapie dazu gebracht werden, sich auf sich selbst und seine eigenen Kräfte zu besinnen.
- Manche stürzen sich in Arbeit und andere Beschäftigungen und erwarten dadurch eine Lösung der noch anstehenden Probleme. Sie fühlen sich dafür nun fit und wollen damit beweisen, daß sie es „allein schaffen".
- Manche Patienten erwarten von ihrer Partnerbeziehung so viel, daß sie auf alle weitere Unterstützung glauben verzichten zu können.
- Einige Patienten haben aufgrund ihrer Persönlichkeitsstruktur Schwierigkeiten, die ihnen aufgezeigten Nachsorgemöglichkeiten aufzugreifen. Sie neigen eher zu einem Laissez-faire.
- Einige Patienten sind bald nach der Entwöhnungsbehandlung ernstlich rückfällig geworden. Sie schämen sich, nun gleich wieder Hilfe in Anspruch nehmen zu müssen und ziehen sich zurück. Schlimmstenfalls verzweifeln sie völlig an einer Lösung ihres Problems und ergeben sich fatalistisch in ihr Schicksal.

Alle diese Patienten berücksichtigen nicht, daß sie an einer chronischen Krankheit leiden, bei der Rückfälle häufig sind, und daß sie ständig fremder Unterstützung bedürfen.

5. Medikamentöse Behandlung

In den letzten Jahren wurde die medikamentöse Behandlung des Alkoholismus zunehmend diskutiert. Ernstzunehmende Versuche reichen bis Anfang dieses Jahrhunderts zurück, als in

England Behandlungsversuche mit einer morphinähnlichen Substanz (Apomorphin) gemacht wurden. Diese Behandlung wurde in den vergangenen Jahrzehnten wiederaufgenommen, konnte sich aber wegen der starken Nebenwirkungen nicht durchsetzen. In den späten vierziger Jahren wurden die alkoholsensibilisierenden Substanzen entwickelt. Es handelt sich dabei um Stoffe, die bei Alkoholkonsum eine Reihe von subjektiven Beschwerden wie Schwindel, Brechreiz und Gesichtsrötung verursachen. Manchmal können dabei auch schwerere Nebenwirkungen auftreten. Die Wirkungsweise dieser Stoffe besteht darin, daß der Abbau des Alkohols auf der Acetaldehydstufe (vgl. Kapitel III.2) blockiert wird. Es entsteht dann im Körper vorübergehend ein höherer Acetaldehydspiegel, der die Störungen verursacht. Diese Stoffe (Prototyp: Disulfiram) wurden weltweit angewandt und haben sich teilweise bewährt. Sie sind aber in den letzten Jahren zugunsten anderer Medikamente in den Hintergrund getreten. Diese können durch ein Eingreifen an bestimmten Neurotransmittern bzw. Rezeptoren vor allem an Glutamat-Rezeptoren das suchtmäßige Verlangen nach Alkohol (craving) reduzieren oder völlig unterdrücken. Neuerdings werden auch Morphin-Antagonisten eingesetzt, die in den Endorphin-Mechanismus eingreifen (vgl. Kapitel III.3). Diese Medikamente, die (wie auch Disulfiram) regelmäßig eingenommen werden müssen, sind weltweit noch in der Erprobung und haben einige erfolgversprechende erste Ergebnisse erbracht. Die bekannteste dieser Anti-Craving-Substanzen (= Antidipsotropika) ist das Acamprosat, das seit 1996 in Deutschland und anderen europäischen Ländern zur Rückfallprophylaxe Alkoholabhängiger zugelassen ist. Vorteile sind u.a.: keine psychotrope Wirkung und keine Suchtpotenz, keine Verstärkung der toxischen Wirkung von Alkohol. Nachteile sind die hohe Dosierung (4–6 Tabl. täglich) und die gelegentlichen Nebenwirkungen. (Der Morphin-Antagonist Naltrexon ist in Deutschland – in dieser Indikation – nicht zugelassen.) Eine solche medikamentöse Behandlung ist aber nur sinnvoll, wenn sie in eine breite ärztlich-psychotherapeutische Behandlung eingebettet ist. Unklar ist außerdem, wie sie sich auf Dauer bewähren. Es ist z.B. ein offenes Problem, ob sie eine mittelüberdauernde Wirkung haben, d.h. ob und wie lange das suchtmäßige Verlangen nach Alkohol reduziert bleibt, wenn sie abgesetzt werden.

6. Selbsthilfegruppen

Selbsthilfegruppen, die besonders in der Nachsorgephase eine Rolle spielen, haben sich im Laufe ihres Bestehens (seit mehr als 100 Jahren) zu wichtigen Organen in der Betreuung von Alkoholikern und ihren Angehörigen entwickelt. Vor allem in Deutschland und der Schweiz sind sie weit verbreitet. Ihre Mitglieder sind vorwiegend ehemalige Alkoholiker und Medikamentenabhängige, die ihre Expertenschaft aus dem eigenen Betroffensein ableiten. Ihr Ziel ist es, eine Solidargemeinschaft und nicht bloße Interessengemeinschaft zu sein. Selbsthilfegruppen haben meist eine weltanschauliche Basis mit humanitären, oft auch christlich orientierten Konzepten. Insofern ist es auch plausibel, daß sich manche Betroffene in der einen Gruppe verstanden fühlen, in der anderen aber nicht. Jeder Interessent sollte deshalb möglichst eigene Erfahrungen in verschiedenen Gruppen sammeln, bevor er sich für eine entscheidet. Die meisten Selbsthilfegruppen betreiben neben den Mitgliedergruppen auch Beratungsstellen, manche auch Suchtfachkliniken. Im folgenden sollen die wichtigsten Selbsthilfegruppen Deutschlands (anhand ihrer Selbstdarstellungen) vorgestellt werden.

Das *Blaue Kreuz* (zwei evangelische Verbände) will auf „bewußt christlicher Grundlage Suchtgefährdeten und ihren Angehörigen umfassend helfen sowie dem Mißbrauch des Alkohols entgegenwirken“. Seine überkonfessionellen Angebote der vorbeugenden, beratenden und nachgehenden Suchtkrankenhilfe (Begegnungsgruppen, Vereine, Beratungsstellen) sowie seine Einrichtungen (z.B. Fachkrankenhäuser) verstehen sich als Glieder einer Therapiekette.

Der *Kreuzbund* (ein katholischer Verband) ist ein „Zusammenschluß von Männern und Frauen, denen Selbsthilfe zuteil wurde und die aus eigener leidvoller Erfahrung heraus anderen zu helfen bereit sind". Schwerpunkte der (ebenfalls überkonfessionellen) Arbeit sind das Angebot persönlicher Hilfe für Suchtgefährdete, Suchtkranke und ihrer Angehörigen, die sachliche Information über Hilfsmöglichkeiten, Hinführung zur Gruppenarbeit, sinnvolle Gestaltung des eigenen Lebensbereichs und des Aufbaus tragfähiger Bindungen.

Der *Guttemplerorden (International Order of Good Templers)* ist eine „Gemeinschaft alkoholfrei lebender Menschen". Mitte des 19. Jahrhunderts gegründet, stellt er die älteste dieser Gruppen dar. Er arbeitet überkonfessionell und international. Er „sieht seine Aufgabe darin, durch bewußte, alkoholfreie Lebenseinstellung des Einzelnen zu verhindern, daß eine Abhängigkeit eintritt, Abhängigen aus ihrer Krankheit herauszuhelfen und Hilfestellung bei der Entwicklung der Persönlichkeit zu geben".

Die *Anonymen Alkoholiker (AA)* nehmen unter den Selbsthilfegruppen eine Sonderstellung ein. Sie wurden 1935 in den USA von zwei Betroffenen gegründet, haben sich aber unterdessen besonders in der westlichen Welt verbreitet. In der Bundesrepublik Deutschland wurden die ersten Gruppen in den sechziger Jahren gegründet. Mittlerweile gibt in allen größeren Städten Deutschlands AA-Gruppen, zur Zeit weit über 1000. Sie werden ausschließlich von Ex-Alkoholikern getragen. Ihr Ziel ist es, „nüchtern" zu werden und zu bleiben und anderen auf diesem Weg zu helfen. Sie versuchen, dies ohne Beiziehung von nichtbetroffenen Experten zu erreichen. Ihre Gruppen sind wenig strukturiert: Die Mitglieder bleiben anonym, reden sich nur mit Vornamen an und verzichten auf jegliche rechtliche Institutionalisierung. Sie erheben keine Beiträge und nehmen keinerlei Zuschüsse von dritter Seite. Ihre geringen Ausgaben bestreiten sie aus freiwilligen Spenden der Besucher und aus dem Verkauf von Schriften. Die Gruppen treffen sich zu wöchentlichen „Meetings", an denen nur Personen teilnehmen dürfen, die eine Trinkerkarriere hinter sich haben und bereit sind, sich als Alkoholiker zu bezeichnen. Neulinge werden durch erfahrene Mitglieder („Sponsoren") betreut. Die Notwendigkeit, auch Angehörige anzusprechen, führte zur Bildung eigener Gruppen für Familienmitglieder (Al-Anon) und Gruppen von Kindern von Alkoholikern (Al-Ateen). Die AA haben eine Ideologie entwickelt, die auf Prinzipien der im 19. Jahrhundert in England entstandenen (Neuen) Oxford-Bewegung aufbaut. Das Kernstück der AA-Ideologie sind die „Zwölf Schritte". Als Beispiele seien der 1. und der 5. Schritt zitiert:

1. Wir geben zu, daß wir Alkohol gegenüber machtlos sind und unser Leben nicht mehr meistern können.
5. Wir gestehen Gott, uns selbst und einem anderen Menschen die genaue Art unserer Fehler ein.

Wesentlich für den Erfolg scheinen noch einige andere Punkte zu sein, auf die die AA aufmerksam gemacht haben und die von ihnen nachdrücklich vertreten werden:

- Alkoholismus ist eine Krankheit.
- Die Rolle als Alkoholiker wird akzeptiert („surrender").
- Der Alkoholiker bleibt lebenslang gefährdet; es wird nur zwischen „nassem" und „trockenem" Alkoholikerstatus unterschieden.
- Der Weg zur Abstinenz vollzieht sich in kleinen Schritten. Es wird jeweils nur für einen Tag „Garantie" für Nüchternheit übernommen.

Die Erfolge der AA werden besonders in den USA und anderen angloamerikanischen Ländern sehr hoch geschätzt. Einige neuere Nachuntersuchungen zeigten aber zwischen den AA und alternativen Behandlungsmethoden keine Unterschiede im Behandlungserfolg. Dieser war allerdings besser, wenn Patienten während und nach einer professionellen Behandlung die AA aufsuchten (McCrady & DeLaney 1995). Die Prinzipien der AA haben vornehmlich in den USA auch die Therapieprogramme verschiedener stationärer Behandlungseinrichtungen für Alkoholiker wesentlich beeinflußt. Allerdings ist in den letzten Jahren von verschiedenen Seiten, vor allem von den Verfechtern des kontrollierten Trinkens und den Gegnern des Krankheitskonzepts des Alkoholismus auch Kritik an den Prinzipien der AA geübt worden.

7. Behandlungsergebnisse

Die Beurteilung der Behandlungsergebnisse des Alkoholismus wirft eine Reihe von Problemen auf. Vor allem ist dabei, wie bei jeder anderen Krankheit, deren Verlauf und die Spontanremissionsrate (vgl. Kapitel VI.2) zu berücksichtigen. Man muß zunächst davon ausgehen, daß der Alkoholismus eine chronische Krankheit mit Neigung zu Rückfällen, aber auch zu temporären Besserungen darstellt. Des weiteren ist die Selektion der Patienten zu bedenken. Jedes Behandlungsangebot spricht, gezielt oder unbeabsichtigt, nur einen Teil des breiten Spektrums der Alkoholkranken an. Viele von ihnen werden nicht erreicht, weil sie nicht in einer Betreuungsstelle erscheinen oder weil sie nicht als Alkoholkranke identifiziert werden. Deshalb gibt es auch keine Behandlungseinrichtung, die einen repräsentativen Querschnitt aller Alkoholiker betreut. Auch dort, wo eine gemeindenahe Krankenversorgung (im engeren Sinn) besteht, werden bestimmte Patientengruppen aufgrund ihrer unterschiedlichen Wünsche und Ansprüche, aber auch aufgrund ihrer unterschiedlichen Persönlichkeits- und Sozialstruktur unterschiedlich häufig vertreten sein. Ferner ist die Behandlung oft sehr unterschiedlich, weniger in ihren Grundprinzipien als vielmehr im „therapeutischen Klima“, für das z.B. Eigenschaften der Therapeuten und auch der Mitpatienten, die ja nicht zu unterschätzende „Co-Therapeuten“ darstellen, verantwortlich sind. Diese Merkmale sind aber sehr schwer erfaßbar. Auch die Behandlungsprogramme sind variabel, da sie sich ja nach modernen Konzepten dem individuellen Therapieverlauf anpassen sollen: Dies gilt besonders für die psychotherapeutische und soziotherapeutische Behandlung, wie sie vor allem in den Fachkliniken und in ambulanten Beratungsstellen stattfindet. Bei der medikamentösen Therapie, bei der weitgehend genormte Mengen der jeweils gleichen Substanz verabreicht werden, entfallen diese Probleme weitgehend. Aber auch hier sind die späteren intervenierenden Einflüsse (Lebensereignisse in ihrer individuellen Wertigkeit) zu berücksichtigen. Sehr wichtig ist die Vorgehensweise bei der

Erfolgskontrolle. Hier spielen neben der absoluten Zahl der Probanden vor allem die „Ausschöpfungsquote“ (Prozentzahl der Probanden, die überhaupt bei Nachuntersuchungen erfaßt werden konnte) eine entscheidende Rolle, ebenso der Zeitraum, nach dem die Nachuntersuchungen (Katamnesen) durchgeführt wurden. Aus all dem ist zu ersehen, daß die jeweils veröffentlichten Behandlungsergebnisse nur bedingt miteinander verglichen werden können.

Was die Angaben über Ergebnisse stationärer Behandlung betrifft, so läßt sich die bisher umfassendste Sammelstatistik (265 Auswertungen der englischsprachigen Literatur von 1952–1971) wie folgt zusammenfassen: Je ein Drittel der behandelten Patienten waren abstinent, gebessert oder völlig ungebessert. Ähnliche Ergebnisse zeigt eine neuere Auswertung von 36 Studien mit einer durchschnittlichen Katamnesedauer von 15 Monaten: Insgesamt waren 77 % abstinent oder gebessert (35 % waren total abstinent); 23 % waren rückfällig (Süß 1995). Dabei wurden aber weder die Behandlungsmethoden noch die Patientenselektion noch die Dauer der Katamnese berücksichtigt, so daß diese Zahlen nur als grobe Richtwerte angesehen werden dürfen. Die Ergebnisse deutscher Behandlungseinrichtungen sind günstiger. So zeigte eine Studie an über 4000 stationär behandelten Patienten, daß nach einem Jahr 51 % der Patienten abstinent geblieben waren (Keup 1985). Noch bessere Ergebnisse hatte die MEAT-Studie (Münchner Evaluation der Alkoholismustherapie, Küfner u. a. 1988) aufzuweisen, die an 1410 Patienten aus 21 stationären Behandlungseinrichtungen durchgeführt wurde, von denen nach 4 Jahren noch 81 % erreicht werden konnten. Nach 6 Monaten waren 67 % der Patienten, nach 4 Jahren immerhin noch 43 % durchgehend abstinent geblieben. Nur 3 % der Patienten schaffte es, über 4 Jahre gebessert zu bleiben (was etwa den Kriterien des kontrollierten Trinkens entspricht). Der Rest wurde rückfällig. Bei dieser Studie wurden auch andere Kriterien berücksichtigt. So zeigte sich, daß die Zahl der Tage stationärer Krankenhausbehandlung und der Arbeitsunfähigkeit in den ersten beiden Jahren nach der Behandlung im Vergleich zu den beiden Jahren vor Beginn der Behandlung hochsignifikant reduziert war; bemerkenswerterweise besonders deutlich bei den Patienten, die abstinent geblieben waren. Über noch längere Katamnesezeiträume wird seltener berichtet. So waren von 99 stationär behandelten Patienten der Psychiatrischen Universitätsklinik Tübingen nach 10 Jahren 21 dauernd abstinent geblieben; weitere 28 waren seit durchschnittlich 6 Jahren abstinent (Längle und Schied 1990).

Die Ergebnisse ambulanter Behandlung sind schwerer zu erfassen. In einer Übersicht über 3650 Patienten aus 27 Untersuchungen zeigt sich eine durchschnittliche Besserungsrate von 37 %. Dabei wurden als Besserung Abstinenz und Reduzierung des Alkoholkonsums zusammengefaßt. Allerdings schwankten die Besserungsraten in diesen 27 Untersuchungen zwischen 8 % und 88 %. Beim Vergleich zwischen den Ergebnissen ambulanter (einschl. teilstationärer) und stationärer Behandlung ergab sich in 7 Studien kein Unterschied zwischen beiden Therapieformen, in 5 Studien erwies sich die stationäre Therapie als etwas erfolgreicher, in 2 Studien war es umgekehrt (Finney und Mitarb. 1996).

IX. Prävention

Bei der Prävention gesundheitlicher und psychosozialer Störungen kann man in der Praxis zwischen der Primärprävention und der Sekundär- bzw. Tertiärprävention unterscheiden. Die Primärprävention (Generalprävention) bemüht sich um die Verhütung des Erstausbruchs einer Krankheit durch eine Reihe von allgemeinen und umfassenden Maßnahmen wie der Verbesserung der Hygiene, Verbesserung der Lebensqualität durch Reform der sozialen und wirtschaftlichen Strukturen und der Förderung von Toleranz für individuelle Lebensformen in der Gesellschaft. Sekundär- und Tertiärprävention überschneiden und decken sich weitgehend mit therapeutischen und rehabilitativen Maßnahmen. Sie dienen der Früherfassung, der Verkürzung der Dauer der Störungen und der Verhütung von Rückfällen.

1. Ausgangsbedingungen

Bei der Planung von vorbeugenden Maßnahmen auf dem Gebiet des Alkoholismus ist es zweckmäßig, die Ausgangsbedingungen, also neben dem medizinisch-biologischen Kenntnisstand die derzeitige soziokulturelle und sozioökonomische Situation der jeweiligen Region, zu berücksichtigen. Bezogen auf Mitteleuropa am Ende des 20. Jahrhunderts erscheinen vor allem folgende Gegebenheiten bedeutsam, die den Alkoholkonsum begünstigen:

- Die „Griffnähe" des Alkohols ist in den meisten Ländern fast unbeschränkt, im Gegensatz zu früher, als es in vielen Ländern Restriktionen gab. Mit der Zunahme des allgemeinen Wohlstands stehen auch mehr finanzielle Mittel für den Erwerb von Alkohol zur Verfügung.
- Die Trinkgewohnheiten haben sich geändert: es wird häufiger und mehr getrunken, vor allem zu Hause, d.h. ohne soziale Kontrolle. Der Alkoholkonsum der Frauen hat zugenommen.

- Mit der Zunahme von Angst, Spannung, Streß, Langeweile und unbewältigter Freizeit wird auch die Versuchung größer, Alkohol oder andere Drogen mit Abhängigkeitspotential zu konsumieren.
- Die Wissenschaftsgläubigkeit vergangener Jahrzehnte ist vielfach in eine „Wissenschaftsfeindlichkeit" umgeschlagen, die u.a. zur Folge hat, daß eine Erweiterung der subjektiven Erfahrung jenseits von Wissenschaftlichkeit und Rationalität angestrebt wird. Dies dient gelegentlich als Argument für den Gebrauch sogenannter „bewußtseinserweiternder Drogen", zu denen man in gewisser Hinsicht auch den Alkohol rechnen kann. Außerdem werden Ergebnisse wissenschaftlicher Untersuchungen z.B. über die Folgen des Alkoholmißbrauchs und über Therapieverfahren aus den genannten Gründen in Frage gestellt.

Andererseits haben einige Entwicklungen eingesetzt, die dem Alkoholmißbrauch kritisch gegenüberstehen.

- In den letzten Jahrzehnten ist eine intensive „Wertediskussion" entstanden. Die Forderungen nach mehr Ethik in der Öffentlichkeit ganz allgemein und in Forschung, Wirtschaft und Politik im besonderen haben auch Auswirkungen auf die Konsumgewohnheiten der Menschen.
- Die Einstellung gegenüber der Umwelt hat sich bei vielen Menschen innerhalb der letzten Jahrzehnte grundlegend zum Positiven verändert.
- Auch das Gesundheitsbewußtsein hat sich in den letzten Jahren in weiten Kreisen der Bevölkerung verbessert. Wichtig erscheint, daß hier die aktive Mitarbeit und Gestaltungsmöglichkeit des einzelnen in den Vordergrund gerückt wurde, z.B. durch Vermeidung von Schadstoffen, durch Diät und körperliche Betätigung.

2. Ziele der Primärprävention

Als Ziel der Primärprävention des Alkoholismus kann gelten, personale und gesellschaftliche Strukturen aufzulösen, um das Entstehen von Abhängigkeit zu verhindern. Dieses sehr allgemein formulierte Ziel bedarf einer Konkretisierung. Es geht zunächst um die Frage, ob das Ziel in einer Reduktion der Zahl der Alkoholabhängigen in der Bevölkerung besteht oder ob als Maßnahme, dieses Ziel zu erreichen, der Alkoholkonsum der Bevölkerung insgesamt vermindert werden soll. So strebt die WHO in ihrem Aktionsplan von 1991 eine generelle Reduktion des Alkoholverbrauchs um 25 % an. Diese Pläne stützen sich unter anderem auf das Konsumverteilungsmodell von Ledermann (1956), wonach in einer Gesellschaft die Anzahl der Alkoholiker mit dem Pro-Kopf-Verbrauch von Alkohol korreliert. Daraus wäre zu folgern, daß in einer Gesellschaft mit dem Anstieg des Alkoholverbrauchs auch ein Anstieg der Alkoholikerzahl verbunden ist. Vielfach bestätigt ist auch, daß mit dem Anstieg des Alkoholverbrauchs ein Anstieg bestimmter Alkoholfolgekrankheiten wie der Leberzirrhose verbunden ist. Gegen dieses Modell gibt es sicher Einwände. Zunächst kann nur gefolgert werden, daß die Verfügbarkeit des Alkohols eine notwendige, aber nicht hinreichende Bedingung für das Auftreten von Alkoholfolgeschäden und von Alkoholabhängigkeit darstellt. Ferner ist der Alkoholkonsum innerhalb einer Bevölkerung nicht gleich verteilt (vgl. Kapitel VII, Abb. 3). Mehr als 50 % des verbrauchten Alkohols werden in Deutschland, in der Schweiz und in den USA von weniger als 10 % der Bevölkerung getrunken. Es wäre denkbar, daß Verschiebungen des Durchschnittskonsums durch Änderung der Trinkgewohnheiten der Wenig-Trinker bedingt sind, während die gefährdeten Viel-Trinker ihren hohen Alkoholkonsum stabil halten. Allerdings zeigen einige angloamerikanische Untersuchungen, daß der Konsum der Viel-Trinker auf Preiserhöhungen und Einschränkungen der Verfügbarkeit elastisch reagieren kann. Es ist utopisch, in Mitteleuropa eine alkoholfreie Gesellschaft etablieren zu wollen. Dies hat historische wie empirisch-praktische Gründe. Außerdem ist darauf hinzuweisen, daß die große Mehrzahl der Menschen hierzulande ihren Alkoholkonsum in gesundheitlich und sozial vertretbaren Grenzen hält, allerdings unter den gegenwärtigen sozialen, wirtschaftlichen und psychologischen Bedingungen. Deshalb ist in Deutschland eine Prohibition, also ein generelles Verbot alkoholischer Getränke, nicht diskutabel. Dies umso mehr, als man mit solchen Maßnahmen in anderen Ländern, z.B. in den USA, wo in der ersten Hälfte dieses Jahrhunderts eine Alkoholprohibition bestand, die Erfahrung gemacht hat, daß deren negative Konsequenzen die positiven überwiegen. Dies bedeutet jedoch nicht, daß generalpräventive Maßnahmen überhaupt keine Bedeutung hätten. Eine Reduktion des Alkoholangebots führt oft zu einer Verminderung der Häufigkeit von Alkoholfolgeschäden, wie Beispiele aus Schweden und anderen Ländern gezeigt haben. (Näheres s. Edwards 1997). In Deutschland sind aber die gesetzgeberischen Maßnahmen, wie sie die WHO fordert, bisher kaum durchgeführt worden (Hüllinghorst 1995). Die primärpräventiven Aktivitäten dürfen sich aber nicht auf restriktive Maßnahmen beschränken, sondern müssen Strukturverbesserungen und edukative Maßnahmen enthalten. Die Wirksamkeit solcher Maßnahmen kann aber nur schwer nachgewiesen werden (Übersicht bei Moskowitz 1992).

3. Restriktive Maßnahmen

Zur Reduktion der Griffnähe des Alkohols werden Preiserhöhungen vorgeschlagen. Ihre verbrauchsmindernden Effekte sind gut dokumentiert. Sie dürfen aber nicht so drastisch sein, daß sie Schmuggel und illegale Produktion von Alkohol provozieren. Auch zeitliche und örtliche Restriktionen des Vertriebs wurden versucht. Eine Verringerung der Zahl der Verkaufsstellen hatte eine Reduktion der Konsummenge, der Zirrhose-Mortalität und der Zahl der Verkehrsunfälle in dem jeweiligen Gebiet zur Folge. Speziell wäre auf eine Beschränkung bzw. auf ein Verbot des Alkoholvertriebs in Autobahnraststätten und von Bierautomaten in Betrieben hinzuweisen. Es zeigte sich ferner, daß neben einer Senkung der Promille-Grenze eine (demonstrative!) Vermehrung der Verkehrskontrollen zu einer deutlichen Verringerung nächtlicher Verkehrsunfälle führte. Dagegen hatte eine Einschränkung der Alkoholwerbung allenfalls einen Einfluß auf das Konsumverhalten von Jugendlichen.

4. Edukative Maßnahmen

Das Ziel dieser Maßnahmen sollte sein, eine Einstellungsänderung der Bevölkerung gegenüber der Allerweltsdroge Alkohol zu erreichen. Dies müßte auch mit dem Abbau des positiven Images alkoholischer Getränke und der Alkoholkonsumenten in der Öffentlichkeit verbunden sein, das durch indirekte Werbung aufrechterhalten wird. Damit sind natürlich vor allem die Meinungsführer der Gesellschaft angesprochen, also Journalisten, Politiker, Richter, aber auch Berufsgruppen, die mit dem Problem Alkohol zu tun haben, sowie schwangere Frauen (wegen der Gefahr der Alkoholembryopathie bei ihren Kindern) (Kapitel IV.2). Leider ist das bisherige Angebot an spezifischer Information während der beruflichen Ausbildung dieser Berufsgruppen völlig unzureichend. Vielleicht ist deshalb das Interesse der Fachleute an weiterbildenden Aktivitäten relativ groß. In den meisten Industriestaaten wurden zeitweise Präventionskampagnen durchgeführt. Diese zielten in der Regel nicht auf bestimmte Risikogruppen, sondern auf Risikofaktoren. In Deutschland wurden sie meist von der Bundeszentrale für gesundheitliche Aufklärung in Köln betreut und u.a. am Institut für Therapieforschung in München ausgewertet. Im einzelnen wurden Maßnahmen zur Informationsvermittlung, zum „Lebenskompetenz-Training" und zum „Standfestigkeits-Training" durchgeführt. Die beiden letztgenannten erwiesen sich noch am ehesten als wirksam, bei Suchtmittel konsumierenden Jugendlichen haben sie allenfalls geringe Verhaltensänderungen ausgelöst. Großangelegte Kampagnen in den Medien erreichen zwar einen hohen Bekanntheitsgrad, der Nachweis von Verhaltensänderungen kann aber nur selten erbracht werden.

Aus grundsätzlichen Erwägungen wäre ein weiterer Schwerpunkt der generalpräventiven Aktivitäten bei Risikogruppen zu fordern, z.B. bei Kindern von Alkoholikern sowie bei Kindern, die durch eine geringe Impulskontrolle auffallen. Leider gibt es darüber kaum Literatur und auch kaum praktische Erfahrungen.

Kalorien- und Alkoholgehalt alkoholischer Getränke

Getränk	kcal/l (Kilo-Joule)	Alkoholgehalt (Gewichts-Prozent)
Bier	300 (1300–1200)	3,5–5 % (Starkbier ev. mehr)
Weißwein	600–1200 (2500–5000)	6,0–8,0 %
Rotwein	600–1200 (2500–5000)	7,0–9,0 %
Portwein	ca. 1630 (6850)	15 %
Sekt	800 (3360)	10–12 %
Likör	schwankend nach Zuckergehalt	30–50 %
Branntwein	2450–2800	40–50 %
Whisky	2500 (10 300)	30–60 %
Rum	2450 (13 100)	60–90 %

Hinweise auf weiterführende Literatur

(Die genannten Publikationen enthalten auch Angaben zu Veröffentlichungen der im Text benannten Autoren)

Britton, A., McPherson, K.: Mortality in England and Wales attributable to current alcohol consumption. J. Epidem. Comm. Health 55 (2001) 383–388.

Bühringer, G., Augustin, R. et al.: Alkohol und alkoholbezogene Störungen in Deutschland. Nomos-Verlag, Baden-Baden 2000.

Edwards, G.: Alkoholkonsum und Gemeinwohl. Strategien zur Reduzierung des schädlichen Gebrauchs in der Bevölkerung. Enke Verlag, Stuttgart 1997.

Feuerlein, W., Küfner, H., Soyka, M.: Alkoholismus – Mißbrauch und Abhängigkeit. Thieme Verlag, Stuttgart – New York [5]1998.

Feuerlein, W.: Alkoholkrankheit. In: Faust, V.: Psychiatrie – ein Lehrbuch für Klinik, Praxis und Beratung. G. Fischer-Verlag, Stuttgart – Jena – New York 1995.

Feuerlein, W.: Definition, Diagnose und Entstehung des Alkoholismus. In: Seitz, H. K., Lieber, C., Simanowski, U. A. (Hrsg.): Handbuch Alkohol – Alkoholismus, alkoholbedingte Störungen. Verlag J. A. Barth Heidelberg [2]2000.

Feuerlein, W.: Individuelle, soziale und epidemiologische Aspekte des Alkoholismus. In: Singer, M. V., Teyssen, S. (Hrsg.): Kompendium Alkohol. Springer-Verlag, Berlin – Heidelberg – New York 2002.

Jahrbuch Sucht 1997 Neuland-Verlag, Geesthacht.

Jahrbuch Sucht 1999 Neuland-Verlag, Geesthacht.

Jahrbuch Sucht 2002 Neuland-Verlag, Geesthacht.

Küfner, H.: Die Zeit danach. Röttger Verlag, München 1991.

Ploog, D.: Hirnstrukturen, die süchtiges Verhalten vermitteln. In: Böhm, W., Lindauer, M. (Hrsg.): Sucht und Sehnsucht. Klett-Verlag, Stuttgart – Düsseldorf – Leipzig 1995.

Schwoon, D. R., Krauss, M.: Suchtkranke – Die ungeliebten Kinder der Psychiatrie. Enke-Verlag, Stuttgart 1989.

Soyka, M. (Hrsg.): Biologische Alkoholismusmarker. Verlag Chapman & Hall, London – Glasgow – Weinheim 1995.

Soyka, M. (Hrsg.): Die Alkoholkrankheit – Diagnose und Therapie. Verlag Chapman & Hall, London – Glasgow – Weinheim 1995.

Spode, H.: Die Macht der Trunkenheit. Verlag Leske + Budrich, Opladen 1993.

Völger, G. (Hrsg.): Rausch und Realität, Materialien zur Ausstellung. Köln 1981.

Register

Horst Zocker
betrifft: Anonyme Alkoholiker
Selbsthilfe gegen die Sucht
3., aktualisierte Auflage. 1997.
151 Seiten. Paperback
(Beck'sche Reihe Band 383)

„Aufwühlend und informativ zugleich"

Südfunk

„Im Überangebot an Fachliteratur gibt es ein neues Buch für Lesemüde. *betrifft: Anonyme Alkoholiker* habe ich regelrecht verschlungen!... Das Buch ist spannend von der ersten bis zur letzten Zeile."

Suchtreport

„Wie die eigene Geschichte mit der AA-Organisationsgeschichte verwoben wird, wie die Fakten – 2,5 Millionen behandlungsreife Trinker in der Bundesrepublik – locker eingestreut werden: gekonnt, gekonnt. Aber deshalb hat mich Zockers Bericht nicht angerührt. Was mir unter die Haut ging, war etwas anderes: die Geschichte hinter dem flotten Journalismus, dieser immer wieder unterbrochene Weg zur Ehrlichkeit mit sich selbst, das mühsame Vordringen zu dem Satz, mit dem für einen entscheidenden Augenblick alle Entschuldigungen, alle Rechtfertigungen, alle klugen Theorien weggefegt wurden: Ich kann nicht mehr."

Die Zeit

Dieter Ladewig
Sucht und Suchtkrankheiten
Ursachen – Symptome – Therapien
3. Auflage. 2002. 106 Seiten. Paperback
(C. H. Beck Wissen, Beck'sche Reihe Band 2037)

Verlag C. H. Beck München